AF735818

Stop la prise de tête avec mon assiette !

Mon histoire à propos des
Troubles du Comportement Alimentaire (TCA)

Éthique et pratique médicale

fondée par Richard Moreau

Collection dirigée par Roger Teyssou

La collection « Éthique et pratique médicale » est une tribune qui permet à tous les acteurs du monde de la santé, professionnels, enseignants, administrateurs, économistes et patients d'exposer leurs opinions, de décrire leur expérience et de proposer des solutions aux problèmes posés par une profession en pleine mutation, et ce en toute indépendance et en conformité avec la déontologie et les bonnes pratiques médicales.

Dernières parutions

Jean-Michel PELLAT, *La matière et son éminence grise. Des expériences de mort imminente à l'énigme de la conscience*, 2024.
Roch MYLAN ETOU, *Honneurs à la mathématique, Regard épistémologique sur la mathématique*, 2024.
Pierre-Marie TEBEU, *Mes grands pas en gynécologie*, 2024.
Pierre-Marie TEBEU, *Mes grands pas en obstétrique*, 2024.
Sophie GUGLIELMONI, *Soutenir les mineurs isolés face au psychotraumatisme. Une éthique relationnelle à l'aide sociale à l'enfance,* 2024.
Marie-Caroline LAÏ, *Éthique, Intelligence Artificielle et santé. Pour la construction d'un cadre éthique opérationnel*, 2024.
Jacques JAUME et Nathalie RIVIÈRE, *L'Accompagnée*, 2024.
Éric BASEILHAC, *Mythologie du médicament*, 2024.
Mohamed Naceur KRIFI, *L'Homo-cobayeur. Expérimentations médicales* in*humaines*, 2024.
Olivier NKULU KABAMBA, *Le cancer et la sorcellerie. Narration d'un malentendu étiologique et clinique en médecine*, 2024.
Jacques JAUME et Nathalie RIVIÈRE, *Voyage au cœur du deuil,* 2023.
Michel BOLLA, *Cancer et parcours de soins, L'odyssée du malade*, 2023.
Olivier NKULU KABAMBA, *La réflexivité dans la relation soignant-soigné. Un regard éthique sur l'empathie*, 2023.

Pauline Haultcoeur

Stop la prise de tête avec mon assiette !

Mon histoire à propos des Troubles du Comportement Alimentaire (TCA)

L'Harmattan

© L'Harmattan, 2025
5-7, rue de l'École-Polytechnique, 75005 Paris

http://www.editions-harmattan.fr

ISBN : 978-2-336-49978-9
EAN : 9782336499789

SOMMAIRE

« La complexité ne donne pas de la valeur aux choses, elle les rend seulement moins accessibles » (Faya Dequoy)

PRÉFACE

J'ai toujours eu un rapport particulier avec mon alimentation. J'ai appris il y a quelques années qu'il s'agissait de Troubles du Comportement Alimentaire (TCA). Mettre des mots sur des maux est selon moi essentiel pour faire le premier pas qui mène au changement. Avec du recul, je peux affirmer que, pour évoluer, la connaissance de soi – comprendre son propre fonctionnement et ses besoins – est nécessaire pour évoluer et solutionner les TCA. L'objectif : avoir une alimentation équilibrée, sans prise de tête et manger à sa faim. Parce que notre alimentation est complexe et multifactorielle, il n'est pas simple de l'expliquer en quelques lignes. Il est d'autant plus difficile d'expliquer les dysfonctionnements dans les comportements que nous développons en lien avec notre alimentation. Ce qui est sûr, c'est que de nombreux facteurs sociaux, psychologiques et même émotionnels entrent en jeu dans les liens qui nous unissent avec ce qui compose notre assiette. À travers mon histoire, les connaissances acquises au fil des années et des conseils adaptés, j'aimerais vous faire prendre conscience des subtilités du rapport que nous entretenons avec notre alimentation et qu'il n'est pas impossible de modifier. « Déculpabilisation et bienveillance » sont les maîtres-mots qui vous aideront à améliorer votre rapport avec votre alimentation et à sortir de vos TCA.

I] Mon expérience

1. Les premiers régimes

Mes premiers régimes ont débuté vers l'âge de 12 ans, d'après mes souvenirs. Je crois que j'étais en surpoids. Je me souviens que je n'étais pas dans la courbe du « poids normal », d'après ce que disait le médecin de famille quand il griffonnait mon carnet de santé lors des examens de consultation. Cependant, mon médecin ne m'a jamais dit formellement « tu dois perdre du poids ». Enfin, je n'en ai pas le souvenir. Pour autant, je me questionne en écrivant ces quelques lignes, sur la source de mon envie de « faire un régime » à un âge aussi peu avancé… D'autres souvenirs me viennent en tête et je pense qu'il n'est pas impossible de comprendre les raisons pour lesquelles on agit de la sorte à cet âge. Si cela ne vient pas de mon médecin, cela vient peut-être de mon environnement pendant l'enfance ? Peut-être que oui… Je pense aussi que lorsqu'on est parent, ou grand-parent, on veut bien faire. On veut le bien pour notre enfant ; qu'il soit heureux et surtout qu'il ne vive pas les mêmes malheurs que l'on a nous-même vécus. Peut-être que si l'on se fait brimer à l'école parce que l'on porte des chaussures ringardes, on va éviter d'acheter la même paire à notre enfant ? J'ai quelques souvenirs de mon enfance ; certains sont assez clairs dans ma tête, tandis que d'autres sont plus de l'ordre du ressenti. Je peux citer le suivant : nous allions prendre le goûter, après l'école, avec mon frère que je vais nommer « Patrick », chez notre grand-mère, « mémé », qui habitait à 100 mètres de la maison de notre famille. Elle avait déjà préparé de quoi remplir notre estomac, après être restés assis tout l'après-midi à écouter le prof. Il s'agissait soit de tartines de pain avec de la confiture faite maison, soit une tartine avec de la pâte à tartiner lorsque nous avions de la chance. Elle prenait soin de préparer quatre tartines pour mon frère, et deux, voire trois, pour moi. Comme j'ai toujours été gourmande, je demandais si je pouvais avoir une troisième ou une quatrième tartine, après avoir englouti une quantité pourtant suffisante de sucres. Elle me répondait que j'avais assez mangé et qu'il ne fallait pas « trop manger », pour ne pas devenir « grosse », en laissant sous-entendre que je l'étais déjà plus ou moins. Quand je lui rétorquais : « Mais pourquoi Patrick a le droit à quatre tartines et pas moi ? », elle pouvait très simplement me répondre que Patrick était un garçon et qu'il avait des besoins plus importants.

Mes premiers régimes étaient basés sur de la restriction énergétique basique, en suivant les conseils diététiques les plus connus et qui, pour certains, ne sont pas nécessairement les plus adaptés (ex : éviter le chocolat, ne pas manger de féculents le soir). Je me souviens que pendant que mes copains et copines mangeaient un goûter sucré, je m'obligeais à manger une tranche de jambon. Je n'avais pas spécialement envie de cela, mais je trouvais une certaine satisfaction à le faire parce que je savais que c'était bon pour mon corps et que c'était une des choses qui allaient me permettre de perdre du poids et de me sentir mieux dans mon corps. Bien sûr ces phases de régimes ne duraient pas plus de quelques semaines : dans mes souvenirs, le plus long a duré un mois et demi. C'est à ce moment que mon corps a dû apprendre à bien se servir de sa capacité à stocker du gras. D'ailleurs, c'est une capacité que l'on dénigre souvent, alors même qu'elle a toujours existé pour nous permettre de survivre en cas de disette ou de famine ! Pourtant, je pensais bien faire. Rares sont les personnes qui vous diront : « attention, ne fais pas de régime, sinon ton corps va stocker encore plus de gras », d'autant plus que l'on a souvent tendance à encourager ce genre de pratiques qui ne nous paraissent pas aussi malsaines qu'elles le sont vraiment. C'est ce que je pense aujourd'hui des régimes.

Dans mes souvenirs, mes premières prises alimentaires compulsives sont apparues durant cette période de ma vie. Avant l'âge de 12 ans, il m'arrivait de m'empiffrer d'un tas de gâteaux, surtout lorsqu'il y avait du chocolat à l'intérieur. J'ai toujours préféré le chocolat, je n'ai jamais été très bonbon. Aujourd'hui, avec les connaissances que j'ai pu acquérir sur le sujet, je sais que ces premières crises étaient une réponse de mon corps face aux restrictions que je lui imposais. Même si les régimes ne duraient pas plus de quelques semaines, je recommençais les restrictions dès que je parvenais à retrouver de la motivation. J'ai passé plus de temps dans ma vie à chercher à me restreindre qu'à manger normalement. À force de faire des régimes et de chercher à tout prix à perdre du poids, cela devient une habitude très ancrée : on développe des comportements d'évitement face à des aliments qui « font grossir », on évite de grignoter – même si on a faim – car « ce n'est pas l'heure de manger ». On apprend à réduire le sucre dans ses repas, à ne pas manger trop gras, à éviter les fast-foods…et à travers cette volonté de contrôle, on finit peu à peu par nous rapprocher vers une perte totale de celui-ci.

2. Les crises d'hyperphagie

Cette perte de contrôle résume très bien ce qu'il se produit lorsque l'on en arrive à ne plus pouvoir s'arrêter de manger sur une période très courte, une perte totale de contrôle qui vous amène à engloutir une quantité astronomique de nourriture – parfois même des aliments qui ne nous attirent pas en temps normal – et dans un temps record : les crises d'hyperphagie.

Le moment où tout bascule, où l'on perd totalement le contrôle, celui que l'on s'est imposé depuis de nombreux jours, semaines, mois ; pour celles et ceux qui ont la plus grande maîtrise de soi. Ce contrôle qui nous a poussé à dire « non merci, je n'ai pas faim » à la part de tarte aux pommes bien alléchante que notre chère grand-mère nous a aimablement proposée. Ce contrôle qui nous a incité à choisir du poisson blanc sur un lit de courgettes cuites à l'eau, au lieu d'un bon burger au maroilles samedi dernier au resto. Ce même contrôle qui t'a amené à décliner une invitation de tes amis à une soirée raclette. Finalement, c'est ce *contrôle perpétuel* qui finit par propulser ces méchantes crises d'hyperphagie où tu ne contrôles plus rien ; ni ce que tu vas enfourner, en termes de quantité, dans ta bouche ; ni la qualité des aliments que tu ingères.

Pendant ces épisodes, plus rien ne t'importe : ni le nombre de calories, ni les valeurs nutritionnelles, ni même le goût de ce que tu ingurgites. Et tu as honte. Tu te caches. Tu n'en parles à personne. Ce ne sont finalement pas les autres qui te jugent, c'est la propre perception que tu as de toi-même qui fait naître ces ressentis. Tu te dégoûtes. Tu te répugnes. Tu as même parfois l'envie de disparaître. Mais tu vas chercher et trouver une solution. Et cette solution symbolise bien souvent la reprise du contrôle comme si tu venais de commettre une grossière erreur et qu'il fallait rattraper tout ça. Les personnes concernées par la boulimie ou l'anorexie vont alors développer des comportements compensatoires comme se faire vomir, prendre des laxatifs ou encore entamer une activité physique excessive. Pour ma part, n'ayant jamais réussi à me faire vomir, j'ai longtemps privilégié les deux dernières méthodes, même si ces comportements n'étaient pas systématiques. Il n'en est pas moins que les crises d'hyperphagie doivent être prises très au sérieux, même lorsque ne s'ajoutent pas à cela des comportements compensatoires (on parle de boulimie lorsque l'on compense, contrairement à l'hyperphagie où ce n'est pas le cas).

Les comportements compensatoires en tant que volonté d'une reprise du contrôle vont se traduire de différentes manières, en fonction de ta propre perception de ton corps, de tes affinités avec le sport ou de la place de « la raison » au moment où tu prends la direction à adopter après cette « *vilaine crise* ». Rien que le mot n'est pas super quand on y pense. Si l'on s'intéresse aux diverses définitions de ce mot en y a ajoutant une qualification (ex : crises de jalousie), on peut y retrouver une panoplie d'expressions toutes aussi positives les unes que les autres : « un événement brutal », « un moment très difficile de quelqu'un », « une situation marquée par un trouble profond ». Le verbe « criser », un peu comme ce que fait un gosse quand il n'a pas sa glace au chocolat – signifie selon le dictionnaire LAROUSSE : « avoir un brusque accès de colère », « perdre la maîtrise de soi », etc.

Bon d'accord, pour la perte de la maîtrise de soi, on est bel et bien là-dedans. Cependant, je trouve personnellement dommage d'affilier des termes aussi péjoratifs à ce phénomène qui se produit sans qu'on ne le veuille. C'est quelque chose que je souhaiterais mettre en avant, car ma propre expérience à ce sujet – qui va de la répétition hebdomadaire de ces « crises » à la disparition totale de ces dernières – est basée sur des changements de ma propre perception de ce genre de compulsions. Avant, j'avais une mauvaise perception de ce genre de crises parce que mon regard été tourné vers ma propre personne : je me voyais comme « une grosse » en train de s'empiffrer parce qu'elle est trop gourmande et qu'elle ne sait pas s'auto-réguler. Avec le temps et de multiples lectures sur le sujet, j'ai su prendre un peu plus de recul pour percevoir, de manière plus neutre et objective, ces crises. Cela m'a aussi aidé à distancer ma perception de certaines images socialement construites. Aujourd'hui, je perçois les crises d'hyperphagie comme étant un appel du corps, qui réclame brusquement de la nourriture. C'est le moment où il décide de ne plus vous laisser le choix après vous l'avoir laissé, alors que vous ne répondiez pas à ces besoins.

Oui, parce que l'un des principaux facteurs qui contribuent à l'apparition de ce genre de crise est bel et bien la *faim*. Il y a bien évidemment des facteurs psychologiques sous-jacents, mais je peux vous assurer que le fait de ne pas bien nourrir son corps est, selon moi, le premier déclencheur. J'en ai eu la preuve lorsque, pour la première fois depuis des années, j'ai commencé à véritablement répondre à mes besoins. Ces crises ont alors été véritablement réduites en nombre, jusqu'à totalement disparaître. Moi qui pensais que je mangeais beaucoup dans ce genre de moment parce que c'était uniquement « de la gourmandise », j'étais plutôt rassurée de comprendre que c'était principalement une question de faim. Méditez là-dessus : « suis-je vraiment gourmand(e), ou alors ai-je souvent faim car je ne me nourris pas assez la plupart du temps ? ».

3. Le déséquilibre hebdomadaire

Jusqu'à aujourd'hui, et même si je contrôle toujours mon alimentation, je n'avais jamais vraiment connu de véritable équilibre alimentaire depuis mon premier régime à l'âge de 12 ans. J'utilise ce terme d'équilibre pour évoquer le fait de nourrir son corps plusieurs fois par jour, selon ses besoins et notre véritable faim.

Vous savez, l'équilibre qui paraît tellement logique dans la bouche de certains qui n'ont pas nécessairement de rapport complexe avec leur nutrition – même si je pense que ce n'est pas une majorité de la population. Vous savez ceux qui vont vous dire : « si tu as faim, alors tu manges. Si tu n'as pas faim, tu ne manges pas ». C'est vrai que c'est aussi simple que cela. Je me souviens que dans la période où je ne parlais pas de mon alimentation, ni à mes proches ni à des professionnels, j'avais du mal à supporter certaines paroles de précepteurs qui cherchent à vous donner des techniques pour vous aider. Ceux qui vous disent : « il faut écouter les ressentis de son corps », « il faut manger avec conscience », « il faut prendre le temps de manger ».

Aujourd'hui, c'est ce que je conseillerais intuitivement, et c'est même d'ailleurs la première chose que je dirais à quelqu'un qui aurait besoin de conseils pour sortir de ces TCA. Mais à l'époque, je ne supportais pas d'entendre ces phrases qui me paraissaient à la fois banales, logiques, mais en même temps trop éloignées de ma propre réalité. Je ne sais pas si certains se reconnaîtront là-dedans, mais je crois que c'est une réaction qui peut s'expliquer par le fait que nous ne sommes pas encore dans l'acceptation, l'une des premières phases du changement comportemental. Je pense que cela nous semble tellement lointain, parce que notre manière de nous alimenter est dominée par de multiples facteurs sociaux, environnementaux, psychologiques, émotionnels. Ces influences font barrière entre nous et notre assiette et nous empêchent d'avoir un rapport simple avec notre alimentation.

Je nommerai ce que j'ai vécu comme étant un « déséquilibre hebdomadaire ». Cela illustre le fait d'ingérer une très petite quantité de kilocalories la semaine et de s'alimenter sans compter le week-end. C'était d'ailleurs plutôt rentable pour moi qui était étudiante à cette époque. J'ai adopté ce mode alimentaire, qui était même un mode de vie, pendant des années.

Je mangeais habituellement des sardines et des carottes râpées préparées le midi et des flageolets avec du jambon ou du blanc de poulet le soir. Ah oui, parce qu'en plus de ça, je n'optais pas pour de la diversité dans mes plats ; mes assiettes ressemblaient toujours à la même chose. Bon, heureusement que la sardine est un très bon aliment ! Cet aliment contient notamment des acides gras « essentiels » comme les oméga-3. Ils sont essentiels car notre corps n'a pas la capacité de les synthétiser. De plus, la sardine n'est pas le poisson le plus pollué de l'océan – si l'on compare au thon qui contient du mercure par exemple – et c'est un aliment riche en protéines.

À côté de ces petits repas, je ne déjeunais jamais le matin. Je prenais souvent 5 à 6 petits cafés à la machine de l'université - avec du sucre - et je fumais abondamment à cette époque. Pour contextualiser, c'était aussi une époque où je m'intéressais plus à comment j'allais m'habiller lors de la prochaine soirée étudiante plutôt qu'à mes cours à l'université. Une époque où je n'étais pas très attentive en cours – contrairement aux années suivantes – et que je ressentais des difficultés à écouter ce que le/la prof tentait de nous apprendre. J'essayais de me limiter à 400/500 calories par jour. Ce n'était pas compliqué de compter puisque je mangeais toujours la même chose. Je me souviens que c'était beaucoup plus facile au début de la semaine plutôt qu'à la fin. D'ailleurs, il m'arrivait parfois de manger une plâtrée de pâtes avant d'aller en soirée le vendredi soir. Le week-end, je mangeais à n'en plus finir, jusqu'à me sentir gavée comme une oie, à tel point que je n'étais plus très « mobile ». Mon activité principale du week-end était de dormir : à la fois pour rattraper le manque de sommeil de la semaine, mais surtout parce que mon corps était sans cesse en phase digestive.

Même si je n'ai jamais osé compter, je pense que j'étais au moins à 3000/4000 calories ingérées par jour le week-end. Le lundi midi, je n'avais pas très faim, mais je recommençais la même routine à chaque fois. Le samedi soir, j'avais plus de difficulté que le vendredi soir à me sentir motivée pour sortir, même si j'avais dormi l'après-midi entier. Et oui, toute cette *bouffe,* ça demande de l'énergie pour être digérée !

Je profitais du week-end pour manger autre chose que des boîtes de conserve. Je crois que la sensation de la première bouchée du bon petit plat que ma mère avait gentiment préparé pour moi, le samedi midi en rentrant à la maison, restera à jamais gravée en moi. Un sentiment de plaisir, souvent associé à une faim extrême et à un besoin de mon corps d'être nourri aussi pour éponger l'alcool que j'avais bu la veille en soirée.

Je me souviens aussi des bruits pas très discrets que faisait mon ventre le lundi matin en cours vers 11 h. J'avais honte, car les gargouillis étaient très bruyants, mais ça ne m'empêchait pas de continuer sur le même rythme. L'évolution vers le changement a été très progressive : j'ai peu à peu rééquilibré mes plats la semaine, restreint les deux jours de ce qui est littéralement du « gavage » à une journée (le dimanche) et ensuite à un repas (le dimanche soir). C'était une sorte de rituel, il fallait qu'il y ait un moment dans la semaine où je ne compte pas et que je mange ce qui me plaît. Ce que j'ai pu retenir de tout ça, c'est qu'il y a un équilibre qui se fait même si on ne le souhaite pas : si l'on se restreint, il y a forcément un moment où l'on « rattrape » ce que l'on n'a pas mangé.

4. Le jeûne de 24 h et ses limites

Lorsque j'ai découvert ce que c'était le jeûne pour la première fois, ça me paraissait insurmontable aux premiers abords. C'est d'ailleurs le meilleur moyen pour que cela devienne un chalenge. La première fois que j'ai réussi à ne rien ingérer pendant presque 24 heures – 23 heures pour être exacte – j'étais fière de moi. Je ressentais une pleine satisfaction, ce qui m'a poussé à réitérer l'expérience plusieurs fois, jusqu'à ce que ça devienne presque quotidien. C'était pendant la période de confinement. Je venais d'arriver dans une ville qui m'était totalement inconnue, je ne connaissais personne dans le coin, mis à part mon copain de l'époque avec qui j'habitais. J'étais dans une période transitoire de ma vie, à la sortie de mon Master en géographie. Autant vous dire que ce n'est pas le meilleur des contextes pour être équilibrée psychologiquement. Le jeûne de presque 24 h était un moyen pour moi de me fixer des objectifs durant cette période un peu dénuée de sens. J'y prenais vraiment plaisir, d'autant plus que je voyais les autres autour de moi qui prenaient du poids pendant le confinement, et que moi à l'inverse, j'en perdais. Pour une fois que c'était à mon tour de perdre du poids... Le pire, c'est que j'arrivais à prendre plaisir par procuration : je cuisinais des pâtisseries, des gâteaux, en somme des choses que beaucoup de palais apprécient, pour faire plaisir à mon copain de l'époque. Bien sûr, je n'en avais pas le droit, enfin je ne m'y autorisais pas. C'est ce que la petite voix dans ma tête me disait...vous savez, celle qui vous insulte de « grosse » quand vous avez mangé un peu plus que *prévu* ou un peu plus que les autres. Celle qui vous pousse à la culpabilité la plus extrême alors que vous n'avez rien fait de mal, à part vous autoriser un bout de chocolat. C'est d'ailleurs *cette voix* qui est la principale source de vos blocages. C'est à cause d'elle si vous restez dans le même cercle vicieux : la restriction menant à la compensation – à travers des crises d'hyperphagie, ou non – puis au sentiment de culpabilité qui vous conduira de nouveau, vers la restriction. Travailler sur cette culpabilité vous aidera grandement pour évoluer positivement, même si ce n'est pas une tâche facile.

Selon moi, à force de cuisiner et à ne pas m'autoriser à goûter à de bonnes petites choses qui me donnaient, en réalité, très envie (merci l'auto-discipline !), j'ai déclenché des crises d'hyperphagie assez violentes. Je cuisinais essentiellement des pâtisseries, en même temps que je jeunais, avant de contempler mon copain de l'époque qui se régalait avec celles-ci. Il m'est souvent arrivé de préparer un gâteau à 16 h alors que je n'avais pas mangé depuis la veille au soir. C'est durant cette période que j'ai commencé à avoir des crises d'hypoglycémie à répétition, à me sentir vraiment très faible à certains moments. En effet, il m'arrivait souvent d'avoir la tête qui tourne, de ne plus réussir à réfléchir ou à me concentrer pour parler, de sentir que j'allais littéralement tomber dans les pommes. Pourtant, je n'ai pas arrêté de jeûner pour autant. Mais l'hypoglycémie qu'est-ce que c'est ? C'est tout simplement un taux trop bas de glucose dans le sang, un manque « de sucre », qui est la première source d'énergie pour notre corps. La crise correspond au moment où votre corps réagit : cela peut se traduire par des signes d'alerte (ex : nervosité, tremblements) qui vous montrent que celui-ci vous réclame à manger. Cela peut aussi se traduire par la diminution de certaines capacités cognitives (ex : perte de concentration) parce que votre corps, très malin, va privilégier le fait de donner de l'énergie aux organes vitaux (ex : les poumons pour respirer), en attendant que vous lui donniez son carburant.

C'est assez fou de se faire du mal à ce point quand j'y repense. Aujourd'hui, je déconseille fortement le jeûne pour les personnes qui sont atteintes de Troubles du Comportement Alimentaire (TCA). D'après moi, cette pratique peut être un véritable danger pour les personnes qui n'ont pas encore trouvé un équilibre nutritionnel qui leur convient.

5. Le sur-contrôle et l'orthoréxie : la descente aux enfers

À la suite de cette phase où le jeune prenait beaucoup de place dans ma vie, j'ai changé ma méthode de fonctionnement pour contrôler ce que je mangeais.

Puisque les crises d'hyperphagie s'accumulaient et que je culpabilisais toujours à la suite de ce genre d'épisode, il fallait que je trouve un moyen de surveiller ce que je mangeais. J'ai trouvé une application permettant de compter à la fois les calories et aussi les macronutriments contenus dans tout ce qui composait mon assiette. En plus de cela, j'ai commencé à exclure tous les aliments qui n'étaient pas « favorables à la santé » et à me focaliser sur les aliments sains. C'est devenu peu à peu une obsession. Ces comportements définissent ce qu'on appelle l'orthorexie, qui n'est pour le moment officiellement pas considérée comme étant un Trouble du Comportement Alimentaire (TCA) dans les classifications internationales, bien qu'il s'agisse d'une conduite alimentaire pouvant conduire à des conséquences psychosociales. Je n'ai jamais eu de véritable diagnostic par rapport à ce trouble. Ce sont mes lectures et recherches qui m'ont permis de découvrir ce terme et de faire le lien avec ce que cela signifie. L'orthorexie est le terme utilisé pour désigner une conduite névrotique, un surcontrôle obsessionnel de son alimentation. Cette obsession vous amène à refuser des invitations au resto dans le but de privilégier un repas sain, concocté par vos soins. Cette obsession m'a amené à compter le moindre gramme de ce que je mettais dans mon assiette. La rigueur que je m'appliquais était tellement énorme que j'allais jusqu'à peser le bouillon que je mettais dans l'eau qui servait à cuire mes féculents.

Au moment où j'ai développé ce comportement, avec l'aide de l'application qui permet de compter facilement, je le faisais dans le but de manger le moins de calories possible, jusqu'à me donner pour objectif de consommer un nombre de calories inférieur à mes besoins. Mon seul objectif était de perdre du poids. Je comptais non seulement les calories qui composaient mon assiette, mais aussi la répartition des macronutriments : le but est ici de manger le moins possible de « gras ». C'est même d'ailleurs « grâce » à ce comptage que j'ai pu indiquer les quantités exactes contenues dans les assiettes prises en photo et présentées en illustration dans ce livre. J'ai pris soin d'arrondir les chiffres pour ne pas trop vous faire peur. Tout est enregistré sur mon téléphone depuis 2021 : je peux vous dire avec exactitude ce qui composait l'assiette que j'ai mangé il y a deux ans, sauf exception, notamment dans les cas où j'allais très bien psychologiquement et que je ne ressentais pas le besoin de contrôler / compter.

Ce contrôle excessif, associé à un régime hyper-protéiné suivi pendant quelques mois, a fait de nouveau apparaître des crises d'hypoglycémie. Aussi, mon humeur s'est fortement dégradée au bout d'un nombre assez conséquent de semaines d'orthorexie, où le nombre de calories ingérées par jour était volontairement inférieur à mes besoins. Avec toute la force mentale nécessaire pour ne jamais faire d'écart. Pour être totalement sincère avec vous, mon médecin pensait à ce moment-là que j'étais bipolaire, car j'alternais entre phase de joie et phase de mal-être / colère sur des temps courts. Je ne me reconnaissais plus. Mon anxiété était décuplée. Je me sentais toujours ultra-réactive, comme une proie qui fuit un prédateur et qui se sent toujours sur le qui-vive. Mon hypersensibilité s'était transformée en ultra sensibilité : je pleurais très souvent. De plus, je ne dormais plus que quelques heures par nuit, sans nécessairement « rattraper » ces heures manquées, car même le week-end, je me levais très tôt : parfois à 5h du matin, parfois à 4h. Je pensais être « ultra » en forme, alors que j'étais intérieurement totalement épuisée. Je pouvais dormir seulement 5 heures par jour et pourtant avoir une « forme physique » olympique.

En revanche, à force d'accumuler des nuits trop courtes, j'ai senti une énorme fatigue psychologique grandir en moi. Je pense d'ailleurs même que c'est cette fatigue psychologique qui a été responsable de certaines sautes d'humeur disproportionnées. Je suis aujourd'hui persuadée que notre sommeil est très lié à notre alimentation, beaucoup plus qu'on ne le croit en tout cas. J'ai développé un rythme de vie où j'avais grandement besoin d'alterner ce que je faisais au cours de la journée, à tel point que je ne pouvais pas rester trop de temps à faire une seule et même activité. C'est assez compliqué d'expliquer ce qu'il se passait, il s'agit d'un ressenti : j'avais l'impression d'être toujours hyperactive. Ce mode de vie m'a valu de m'éloigner de certains proches. Ça a d'ailleurs été très compliqué quand j'ai débuté mon contrat doctoral et le travail de thèse. Impossible de me concentrer pour lire un livre, d'écrire quelque chose sans passer à un autre travail dans l'heure qui suivait…ça a été une véritable bataille pour retrouver assez de concentration.

J'ai fini par comprendre, après une longue phase de déni, que je ne répondais pas à mes propres besoins physiologiques et que tous ces comportements s'étaient développés en réponse aux restrictions que j'avais imposées à mon corps sur le long terme. Malheureusement, pendant cette période qui a duré presqu'un an, je n'ai pas eu d'accompagnement : ni médical, ni thérapeutique. J'ai fini par me sortir toute seule de ce véritable enfer, face à des professionnels, qui, malgré leur expertise dans leur domaine, n'avait pas la vision assez systémique et holistique des choses pour comprendre que ma manière de me nourrir était la source de certains dysfonctionnements physiques et psychiques.

On m'a d'ailleurs préconisé certains traitements : celui que l'on donne habituellement aux personnes dépressives et d'autres pour réduire ce qui avait été diagnostiqué comme étant une anxiété chronique. Plutôt que de prendre ces médicaments qui étaient juste, selon moi, un moyen d'appuyer sur le bouton STOP sans véritablement régler le problème de fond, je me suis beaucoup questionnée sur ce que je pouvais changer pour aller mieux. Pour améliorer mon alimentation, j'ai cherché à en savoir plus sur mes véritables besoins, en calories, en macronutriments. C'est à ce moment-là que je me suis rendu compte que : même si mon mental supportait bien la contrainte, mon corps, qui lui s'était gentiment adapté durant quelques mois, ne pouvait être en capacité de supporter des restrictions sur un temps aussi long. Je pense avoir connu une faim assez extrême en me restreignant. Et je ne parle pas de la faim qui te pousse à manger un petit chocolat, je te parle de la faim qui te fait perdre le contrôle de tes émotions, qui t'amène à être agressif avec les autres parce qu'il est midi et qu'il est l'heure de manger et qu'il est *hors de question* de grignoter sous peine de prendre du poids. Je parle de la faim qui t'empêche de te concentrer et qui peut même t'amener à ne plus pouvoir aligner une phrase correctement, car ton cerveau n'est plus alimenté en énergie. La faim qui te fait partir en crise de tétanie, d'angoisse, et qui te pousse à te jeter sur le sucre pour t'apaiser. La faim comme une fin : c'est comme ça que j'ai pu souvent la ressentir. Malheureusement, cette période a duré, car je souhaitais conserver le même mode alimentaire qui m'avait permis de perdre plusieurs kilos et d'avoir le corps que je voulais. Heureusement, une prise de conscience des effets néfastes a fini par prendre le dessus sur mon appréciation, assez superficielle, de mon physique. Comme pour chaque phase de progression pour sortir de mes troubles du comportement alimentaire, j'ai cherché à en apprendre plus sur les aliments qui « font du bien ». Par exemple, pour retrouver un bon sommeil, j'ai axé mes recherches sur « les aliments qui aident à dormir » et je les ai intégrés à mon alimentation.

6. Aujourd'hui où j'en suis ?

Aujourd'hui, mon sommeil va mieux et je garde une certaine routine alimentaire du soir qui favorise le sommeil. Je ne sais pas si je suis plus sensible que les autres, mais je sens bien que mon sommeil ne sera pas le même en fonction de ce que je vais mettre dans mon assiette. Contrairement à ce qui est recommandé, je n'intègre pas, ou alors très peu de protéines dans mon assiette le soir. Encore moins si l'aliment ne contient pas de lipides. Les lipides sont ce que je vise en premier car j'ai l'impression que c'est ce qui tient le mieux au corps et qui favorise l'état « calme, reposant ». Pour le coup, il s'agit de mon expérience et de mon ressenti, ce n'est nécessairement pas le même cas pour tout le monde. J'ai supprimé des aliments que j'ai jugé comme nuisant nettement à mon sommeil (ex : l'alcool, les carottes, les produits sucrés, etc.) et favorisé des aliments pouvant être bénéfiques pour le sommeil selon les recommandations de santé (ex : avocat, pois-chiches, fromage blanc, certains fromages en quantité raisonnable et le chocolat, modérément).

J'ajoute toujours une « bonne » dose de féculents / céréales à Indice Glycémique (IG) modéré (ex : orge mondé) pour bien dormir et avoir la quantité de glucides nécessaire, encore plus si je vois que je n'ai pas mangé assez de glucides le midi. Pour ma part, je n'écoute pas les recommandations des experts qui conseillent de supprimer les glucides de notre assiette du soir. Bien-sûr, il s'agit des aliments que je privilégie en fonction de mes goûts, de mes envies et de mes intolérances. D'autres aliments sont réputés pour favoriser le sommeil, notamment les légumineuses, les noix, le poisson gras, etc. Nous pourrons y revenir par la suite.

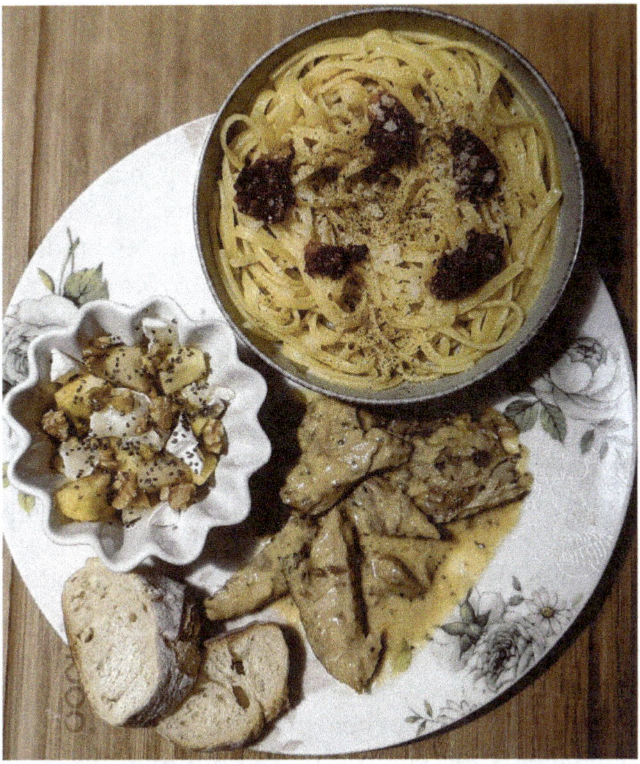

Un repas pour bien dormir *: 130g de maquereaux à la moutarde, 70g (cru) de pâtes (linguine), 50g de pomme, 5g de noix, 10g de bûche de chèvre, 15g de tomates séchées, 30g de pain blanc, 4g de parmesan*

Aujourd'hui, je m'intéresse de près à la composition des aliments, je ne fais plus de crises d'hyperphagie, je ne suis plus dans le « délire » de jeûner presque tous les jours et j'ai trouvé un équilibre qui me permet de manger selon mes besoins. Toutefois, ce que j'ingère est scrupuleusement analysé, pesé et compté, toujours grâce à la même application que j'utilise depuis maintenant 3 à 4 ans. Cela devient, heureusement, de moins en moins une obsession. J'arrive à aller au restaurant de temps en temps. Cependant, je tente tout de même de compter ce qu'il y a dans mon assiette, même si je n'ai pas pu peser en amont les aliments qui la composent. Je ne culpabilise plus lorsqu'il m'arrive de manger plus que prévu le matin, le midi, ou le soir, car je sais que j'adapterai mon prochain plat en conséquence. Je mange selon mes envies, beaucoup plus « d'aliments interdits » par rapport à avant (ex : chocolat). Je privilégie les aliments sains et évite tout de même les produits ultra-transformés, même s'il peut m'arriver d'en manger désormais. Je ne suis plus autant « à l'extrême » qu'auparavant. Je prends énormément de plaisir à me faire des assiettes saines, et je ne tombe plus dans les extrêmes : ne manger que des légumes avec très peu voire pas du tout de féculents ou au contraire manger des féculents à outrance. Je peine également à manger des pâtes blanches, parce que je fais une fixette sur l'indice glycémique. Je ne mange plus de frites : certains aliments ne m'attirent tout simplement plus. Je fais attention à manger assez selon mes besoins nutritionnels – en termes de calories et de répartition des macronutriments. Ce comptage me permet de manger assez et d'éviter en même temps la culpabilité de trop manger. Cela signifie que l'équilibre que je me suis créé est totalement dépendant de ce comptage et non pas de mes signaux de faim, comme cela devrait être. J'ai encore du chemin à faire. Ce qui me conforte dans le fait de compter, c'est qu'en arrêtant de le faire, j'ai repris quelques kilos. Pour parvenir à réduire ce comptage, je sais que je dois concentrer mes efforts à diminuer le sentiment de culpabilité. C'est cela qui me permettra de sortir de ce mode alimentaire. De plus, je me rends bien compte que le sentiment de culpabilité n'est parfois pas du tout adapté à la réalité. Vous avez parfois l'impression que vous avez trop mangé et que vous allez prendre du poids, alors que c'est souvent loin d'être le cas. Je sais à présent ce sur quoi il est nécessaire de progresser, mais je ne me sens pas dans le contexte le plus favorable pour m'engager sur ce chemin.

En effet, je suis, au moment où j'écris ces quelques lignes, en doctorat de géographie. Le travail de thèse nécessite beaucoup de travail de réflexion et d'autonomie. Je suis très souvent seule quand je travaille ; je me sens d'ailleurs parfois un peu dans l'obligation d'être isolée. Dans ce contexte, j'ai du mal à me détacher de ce comptage. Quand je suis avec d'autres personnes, j'y pense beaucoup moins. Ces éléments peuvent vous paraître éloignés du sujet, mais nous verrons dans ce livre que l'environnement et les émotions peuvent jouer sur la manière dont vous vous alimentez. Chez certaines personnes, cette influence est dominante.

Le petit-déjeuner est un moment important pour moi. Après avoir perçu pendant de nombreuses années, ce moment comme un fardeau ; entre restrictions, peur du jugement et peur de prendre du poids. Aujourd'hui, je profite de chaque bouchée de mon petit-déjeuner. Il m'arrive maintenant très souvent de prendre ce petit-déjeuner seule, par habitude. Même quand je me retrouve avec d'autres personnes, je ne culpabilise plus de manger alors que les autres ne mangent pas : ça, c'est une grande avancée ! Je me souviens qu'il était impensable de manger devant les autres si eux-mêmes ne mangeaient pas. Certains comprendront très bien de quoi je parle. Je vous partage quelques photos des petits-déjeuners que je peux me faire. J'ai hâte de vous partager toutes les connaissances qui m'ont aidé à progresser positivement pour sortir de mes TCA. Bien évidemment, le parcours n'est pas encore terminé, mais les évolutions positives sont notables.

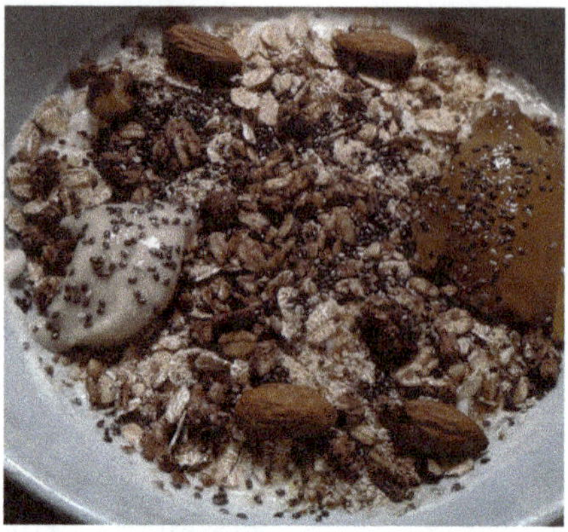

Un petit-déjeuner chocolaté : *150g de yaourt nature aux amandes, 10g de lait de soja, 25g de flocons d'avoine, 25g de muesli au chocolat, 20g de confiture de poires, 10g d'amandes et de cacahuètes, 10g d'amande à tartiner (même consistance que du beurre de cacahuète)*

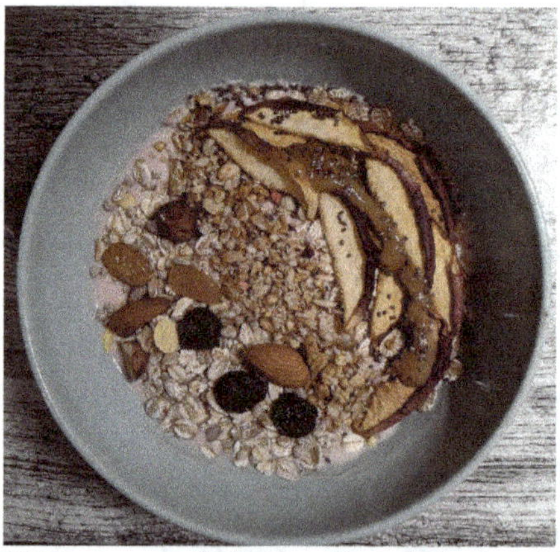

Un petit-déjeuner qui donne la pêche *: 100g de skyr, 50g de lait d'avoine, 20g de flocons d'épeautre, 25g de granola aux fruits, 30g de pêches séchées et de fruits secs,15g de purée de noisettes*

II] Comprendre l'alimentation et sa complexité

La connaissance et la compréhension des facteurs qui influencent notre alimentation peuvent, j'en suis sûre, aider les personnes atteintes de troubles du comportement alimentaire à se diriger vers la voie de la guérison. La connaissance de mes besoins et de comment y répondre de manière adaptée m'a personnellement beaucoup apporté en ce sens. Comprendre est important, cela m'a d'abord permis de perdre du poids, mais surtout d'améliorer la qualité de ma nutrition et de gagner en vitalité. Être bienveillant envers soi est tout aussi important, pour moduler son poids de manière intelligente et pour éviter de le faire uniquement pour répondre à des critères esthétiques. Le changement peut être difficile, d'autant plus si vous ne comprenez pas pourquoi vous mettez en place certaines actions. Si vous cherchez à changer des habitudes, à la fois ancrées depuis longtemps et régies par de multiples facteurs, comprendre préalablement pourquoi ces habitudes sont dans votre vie vous aidera à engager des changements sur le long terme. Se dire « je vais manger moins de ça », parce qu'« on m'a dit de le faire pour perdre du poids », pour changer une habitude, ne fonctionnera pas. Pourquoi ? Tout simplement parce qu'on ne vous a pas expliqué les raisons qui expliquent vos habitudes d'alimentation, ni les raisons pour lesquelles vous devriez faire autrement. Les recommandations relatives à vos habitudes alimentaires doivent être ciblées en fonction de votre profil, de qui vous êtes, de votre mode de vie ou encore de vos goûts. Comment votre comportement alimentaire pourrait-il changer si vous ne vous connaissez pas vous-même ? Votre objectif est de vous réapproprier votre alimentation. Comprendre les facteurs qui vous amènent parfois à mal manger (qualité) ou à trop manger (quantité) est aussi un moyen de déculpabiliser.

1. La faim est multifactorielle et complexe

C'est le sentiment de satiété qui nous permet de savoir si on mange trop ou pas assez. Normalement, nous n'avons pas besoin de contrôler notre assiette pour manger selon nos besoins. Autrement dit, nous sommes tellement bien faits que nous n'avons logiquement pas besoin de réfléchir pour nous alimenter. Les autres animaux par exemple, mangent selon leur faim et aussi selon ce qu'ils trouvent dans la nature, s'ils ne sont pas domestiqués. La faim physique concerne tous les êtres vivants. Il s'agit de la faim qui se manifeste souvent par des gargouillements du ventre. Cette faim peut aussi se manifester par une baisse d'énergie, ou encore des maux de tête. Il peut s'agir également d'une perte de concentration pour certaines personnes. Ce qui différencie l'homme des animaux, c'est qu'il n'y a pas que la faim physique qui joue. Notre manière de nous alimenter est aussi régie par nos codes sociaux, nos propres perceptions de nous, de notre assiette, ou encore de l'éducation que nous avons reçue. Ce n'est pas le cas chez les autres animaux : je ne vois pas trop un éléphant dire à son congénère le rhinocéros « tiens, il est 12 h c'est l'heure de manger » ou encore « fais attention Jérôme, je trouve que t'as un petit peu grossi, tu devrais faire attention à ce que tu manges ». Notre corps, dont le fonctionnement est régi par de petites hormones, sait nous transmettre l'information lorsqu'il a besoin de se nourrir. C'est la ghréline qui est ici mise en cause, « l'hormone de la faim » qui envoie l'information à notre cerveau pour que survienne l'appétit.

Pourquoi dit-on que le manque de sommeil et le stress font prendre du poids ? Tout simplement parce qu'ils contribuent à dérégler le fonctionnement de l'hormone de la faim. En période de stress, que ce soit sur un instant T parce que notre N +1 nous demande de fournir beaucoup de travail, ou sur du long terme lorsque nous sommes atteints de stress chronique, notre corps sécrète en plus grande quantité du cortisol.

Initialement, cette hormone aidait nos ancêtres à survivre dans un milieu très différent de celui d'aujourd'hui. Les pics de cortisol engendrant un pic d'énergie, cela leur permettait de décupler leurs réflexes pour fuir un prédateur, ou encore pour chasser une proie pour se nourrir. D'ailleurs, le cortisol est à son apogée le matin, à notre réveil. Nous avons conservé les mêmes mécanismes endocriniens de nos ancêtres. Cependant, nous n'avons pas besoin d'aller chasser pour nous nourrir : un simple aller-retour pour scruter ce qu'il y a dans les placards et le frigo suffit. Même s'il n'y a rien, nous pouvons toujours nous rendre au supermarché du coin. Le souci aujourd'hui, c'est que la sécrétion du cortisol est à l'origine de détraquer nos sensations de faim. Celle-ci peut également être à l'origine de fringale et d'envies de sucre. Nous avons perdu ce rapport « naturel » et sain avec notre alimentation, du fait que nous n'avons plus la même vie qu'avant et que la physiologie de notre corps n'a pas eu le temps de s'adapter réellement.

2. L'industrie agro-alimentaire et l'environnement

L'alimentation est devenue complexe – notamment à cause du développement de l'industrie agro-alimentaire qui produit certains aliments que notre corps ne reconnaît pas. En effet, notre alimentation actuelle est influencée par des méthodes bien rodées par l'industrie agro-alimentaire. Il est important de comprendre que le facteur santé n'est pas prioritaire pour celle-ci. Comme pour toute industrie, elle se développe selon un fonctionnement ancré dans un modèle économique capitaliste qui se définit par la recherche du profit. Dans ce système, ce sont l'offre et la demande qui fixent les prix du marché. Dans ce contexte, les produits que l'on vous propose dans les supermarchés ne répondent pas tous à des objectifs de bien-être et de santé. L'objectif premier est que vous soyez les plus nombreux possible à consommer le produit. C'est dans ce contexte que l'industrie agro-alimentaire a développé de nombreux produits par le biais d'un élément à la fois conservateur et attrayant : le sucre. La multiplication des publicités avec des images de nourriture alléchante, ou encore les senteurs dans les centres commerciaux, sont aussi là pour vous pousser à la consommation. Cela fonctionne par la stimulation de deux types de faims relatives à des réactions sensorielles : visuelle et olfactive. Ces faims vont se manifester à la vue d'un aliment qui vous donne envie et/ou par le biais d'odeurs qui vous rappellent la nourriture que vous appréciez.

La fabrication massive de ces produits s'est inscrite dans un contexte particulièrement enclin à vous faire croire que tout cela serait bénéfique pour votre santé. Dans les années 80, de nombreuses études ont montré les impacts néfastes du « gras » et ont, de ce fait, influencé des changements de comportement alimentaire. La tendance du « low-fat » préconisait une réduction des lipides, notamment parce qu'elles représentent un apport calorique plus élevé – en comparaison avec les autres macronutriments – et qu'elles ont été mises en cause dans l'augmentation du cholestérol et du risque de développer des maladies cardio-vasculaires. Les recommandations affiliées à cette tendance préconisaient de réduire les matières grasses comme le beurre, le fromage, et même les œufs. Il était d'ailleurs conseillé d'ingérer plutôt des glucides – comme les pâtes et le riz. 40 années plus tard, les régimes les plus tendances prônent l'inverse.

Il s'agit de la tendance des régimes « low-carb » ou encore des régimes cétogènes, qui tendent à diaboliser et à réduire au maximum l'ensemble des sucres quels qu'ils soient – aussi bien les sucres simples que les sucres complexes. L'objectif est de constituer l'assiette essentiellement avec des protéines et des lipides. Ces tendances viennent en réponse à l'apparition de nouvelles données : des études ont mis en évidence l'impact néfaste de la surconsommation de sucre sur la santé. Des liens sont également faits entre la consommation des sucres et l'apparition de certaines maladies – le diabète de type II ou encore certains cancers. Le pic de glucose a été mis en lien avec la prise de poids et le développement de l'obésité (Juneau, 2018). En quelques décennies, nous avons progressé vers un changement total de paradigme en termes de recommandations nutritionnelles. Avec des études parfois contradictoires et un manque de consensus sur certains sujets, il est bien vrai que l'alimentation est un sujet complexe sur lequel même les plus fins connaisseurs rencontrent des difficultés à se mettre d'accord. Dans ce contexte, il n'est pas étonnant qu'un individu qui n'a pas beaucoup de connaissances sur le sujet aura beaucoup de difficultés à adopter une alimentation qu'il pourra juger « saine ».

3. L'éducation

Beaucoup de facteurs influencent aujourd'hui notre faim, notamment notre éducation. En tant que « bon parent », il peut arriver de faire de simples remarques pour contrôler ce que votre enfant mange. Cela est loin d'être illégitime, mais peut, dans certains contextes, avoir une incidence sur ses sensations de faim et de satiété. Bien évidemment, il est nécessaire, voire primordial, d'éduquer l'enfant selon des codes sociaux. Sans cette éducation, nous serions des animaux. Vous imaginez un monde où chaque individu mange quand il a faim, ce qu'il veut et comme il veut ? Au vu de la diversité des rythmes biologiques, je pense que nous ne croiserions jamais certaines personnes autour de la table. Certaines personnes ne prennent pas forcément le temps de s'asseoir pour manger, d'autres préfèrent se payer un fast-food, voire un restaurant pour les plus aisés. Ce que je veux essayer de faire comprendre, c'est qu'on ne peut pas être intégré à une société sans un minimum d'éducation, parce que nous sommes, apparemment, des êtres vivants « civilisés ». Il est aussi nécessaire de transmettre aux jeunes générations ce qu'un individu doit manger pour répondre à ses besoins, en qualité et en quantité. De ce point de vue, il ne serait pas raisonnable de blâmer les parents sur la manière dont ils éduquent leurs enfants et forgent leur rapport avec leur assiette. De plus, les parents vont bien souvent projeter intuitivement ce qui leur a été appris : ce qu'ils ont intégré comme étant « la bonne manière de s'alimenter pour rester en forme », influencée par l'éducation, les médias, ou encore l'environnement social.

En effet, nos propres perceptions, influencées par tous les conseils que l'on a reçus de la part d'un médecin – « il faut manger équilibré » – ou d'un parent – « ne mange pas trop » – jouent un rôle dans notre manière de nous alimenter. Tout le monde fait du mieux qu'il peut. Cependant, il y a tout de même des choses qui sont à éviter. Il s'agit notamment des réflexions, s'apparentant parfois à du chantage affectif, voire des obligations données à l'enfant pour qu'il termine son assiette. Cela peut être des phrases comme « tu ne sortiras pas de table tant que tu n'auras pas fini ce qu'il y a dans ton assiette ! », « si tu ne finis pas, alors tu n'auras pas de dessert ». J'ai parfaitement conscience que l'intention derrière ces phrases n'est pas de faire du mal à son enfant. La visée est souvent la bonne : cela permet par exemple de sensibiliser pour limiter le gaspillage, beaucoup trop présent dans nos modèles actuels de consommation. Le souci est que, sur le long terme, ces actes coercitifs peuvent induire que l'enfant va peu à peu se distancer de sa faim « naturelle ». Il ne va plus être réceptif au ressenti de sa satiété, un processus régi par l' « hormone de la satiété », la leptine. L'éducation et les codes sociaux plus globalement jouent un rôle dans notre manière de nous alimenter, également à travers la faim par habitude. Si l'on habitue son corps à manger à peu près à la même heure tous les jours, il nous « réclame » sa portion au même moment de la journée.

4. Les contraintes temporelles, environnementales et les pressions sociales

Les contraintes temporelles et environnementales interviennent aussi dans notre manière de nous alimenter. Il faut bien comprendre que l'on ne peut pas tout faire et tout être dans la vie : la maman ou le papa parfait, le chef d'entreprise parfait, avoir un corps parfait, avoir une super culture générale, se sentir en forme toute la journée et bien dormir la nuit. Tout cela en étant productif au travail, aimant avec son entourage, bienveillant avec ses enfants, sans refuser trop d'invitations des potes pour aller faire la fête au Macumba le vendredi soir. La société actuelle dans laquelle chacun de nous progresse connaît de plus en plus de maux comme le stress, ou encore l'anxiété. Ce n'est pas étonnant lorsque l'on comprend les exigences et les pressions sociétales qui prédominent, ainsi que la rapidité du rythme du système dans lequel on est. Tout va très vite ! Prendre le temps pour se faire à manger peut parfois paraître compliqué. En effet, c'est difficile de trouver le temps pour préparer en amont tous nos repas. De plus, beaucoup de personnes doivent non seulement se faire à manger pour elles, mais aussi pour les autres ; le conjoint ou la conjointe (oui, certains hommes cuisinent aussi !), les enfants, parfois toute la famille. Manger un plat fait maison nécessite du temps supplémentaire de préparation. Pourquoi tant de personnes ont des problèmes de sommeil, de poids, de confiance en eux, d'anxiété ? Tout simplement car il nous est indirectement demandé de répondre à des exigences dans plein de domaines différents. Ces exigences sont à pointer du doigt, car elles sont souvent en décalage avec nos capacités, qu'elles soient physiques ou mentales. Par exemple, comment voulez-vous rester assis, concentré et productif pendant 7 h d'affilé au bureau, tout en ayant un corps et une musculature de rêve ? Partons de la possibilité de faire du sport le matin ou en rentrant du travail… qui va aller chercher les enfants à l'école ? Qui va préparer le dîner tout en respectant les envies et les besoins de chacun des membres de la famille ? Et vous pensez réussir à avoir vos 8 h de sommeil, alors que vous avez encore une réunion à préparer pour le lendemain ? C'est du délire ! Ces exigences ont du mal à coller avec notre rythme de vie actuel, que ce soit la semaine si l'on travaille, ou même le week-end, en sachant qu'il est nécessaire d'avoir des temps de repos.

La beauté du corps fait partie intégrante de ces exigences sous-jacentes. Nous croyons, parfois à tort, que certains y arrivent, notamment certains influenceurs, influenceuses que l'on voit défiler sur les réseaux sociaux. Je pense sincèrement que la personne qui passe sa journée à photographier des plats *healthy*, qui a le temps de pratiquer du sport – et dans un même temps de faire du placement de produit – ne doit pas avoir d'autres contraintes comme : un travail avec de grandes responsabilités et/ou un indice conséquent de pénibilité ajouté à un grand nombre de bouches à s'occuper et à nourrir. L'objectif n'est pas du tout de décrédibiliser ces personnes ou de les jalouser. Il s'agit simplement de prendre conscience que personne, aucune, ne peut répondre à la totalité des exigences sociétales. Certain(e)s ont plus de facilités, certes. Cependant, nous sommes dans l'obligation de *prioriser* en fonction de la vie que nous voulons, de ce à quoi nous voulons que nos journées ressemblent.

Pour vous en donner la preuve, les quelques mois que j'ai passé à faire ne serait-ce que quelques publications sur des recettes, des conseils et du partage de connaissances pour bien s'alimenter, j'avais l'impression de ne jamais avoir de temps. Pourtant, j'étais en période de chômage.

Mes journées étaient dédiées à la nutrition, à la marche et au sport. Paradoxalement, c'est la période où je me suis le plus sentie anxieuse. C'est compliqué d'évoluer sans cadre, ce que permet le travail, quand on n'a pas eu l'habitude de le faire. La pression sociale, elle, ne disparaît pas. Au contraire, je crois même que lorsque l'on s'isole, que l'on diminue nos interactions sociales, il y a une sorte de perte d'équilibre.

Cela doit dépendre aussi du caractère de la personne. Pour ma part, je sais désormais que si je m'isole de trop, mes journées sont intensément rythmées. Je pense que la présence des autres et là aussi pour nous équilibrer dans notre rythme d'une certaine manière. Pourtant, d'autres personnes vont au contraire facilement s'ennuyer s'ils n'ont pas de cadre de travail, ni d'interactions sociales. En fonction du contexte, de nos émotions et ressentiments (ex : stress, sentiment de solitude, ennui), notre manière de nous alimenter ne sera pas la même. Deux types de faim, d'ordre psychologique, sont influencés par ces facteurs : la faim de l'ennui et la faim émotionnelle. Contrairement aux signaux de la faim physique – qui indiquent que votre corps a besoin d'être nourri – la faim de l'ennui se manifeste quand vous vous ennuyez et que votre attention va se porter sur la nourriture. Cette faim est similaire à une envie de manger. D'autre part, certaines émotions et états comme le stress, la fatigue, ou encore le sentiment de solitude, entraînent la faim émotionnelle. Certaines personnes concernées vont chercher à « combler un vide ». Nous aurons l'occasion de parler plus précisément de ce sujet.

5. Les régimes ne répondent pas aux besoins nutritionnels

Premièrement, il faut savoir qu'il y a, dans le discours collectif, bien souvent un lien établi entre le fait de grossir et certains aliments « à éviter ». En vérité, aucun aliment ne fait grossir à proprement dit. La prise ou la perte de poids est uniquement fonction de la balance énergétique. Nous prenons du poids si l'on consomme plus de calories que l'on en dépense et inversement ; nous perdons du poids si l'on en consomme moins. Pourtant, c'est quasiment impossible de connaître le nombre *exact* de calories dont notre corps a besoin chaque jour pour exercer, sans contraintes, les choses qu'il a à faire dans une journée. Même lorsque vous lisez vous brûlez des calories. Vous avez déjà probablement entendu parler de « métabolisme de base ». C'est lui qui détermine le nombre de calories dont votre corps et vos organes ont besoin pour fonctionner normalement, sans le moindre petit effort. Sur ce sujet, il est nécessaire d'être clair : le nombre de calories relatif à notre métabolisme de base est totalement différent de l'Apport Energétique Journalier (AEJ) recommandé. Ce dernier, correspond quant à lui au nombre de calories qu'il vous faut ingérer par jour. Le nombre de calories de l'apport énergétique journalier recommandé doit considérer l'activité « physique » que vous effectuez au cours d'une journée. Le nombre de calories dépensées s'ajoute à la quantité nécessaire pour faire fonctionner votre métabolisme de base. Cette activité est évaluée à travers la notion de Niveau d'Activité Physique (NAP), définie comme étant « tout mouvement corporel produit par les muscles squelettiques qui requiert une énergie » selon l'Organisation Mondiale pour la Santé. Pour illustrer ces propos, je vous donne mon exemple : mon corps a besoin d'environ 1300 calories par jour pour que mon métabolisme de base fonctionne. J'ai besoin d'un apport énergétique quotidien d'environ 1850 calories pour être en forme, en considérant mon niveau d'activité physique moyen.

Notre corps, tout comme la nature, est bien fait : le « stockage » des sucres ou encore des graisses est bien là pour nous aider. Notamment pour nous permettre de surmonter des périodes, plus ou moins longues, où on ne s'alimente pas selon nos besoins. Le déficit énergétique peut être involontaire – l'exemple de nos ancêtres en période de famine est très parlant – ou un acte volontaire, notamment dans le cadre d'un régime. Cela m'amène aujourd'hui à vous partager une réflexion personnelle profonde concernant le sujet : *comment voulons-nous perdre du poids durablement en restreignant notre alimentation, alors que cet acte commandité par notre volonté, voire notre obsession de perdre du poids, va sans aucun doute activer les mécanismes de stockage de notre corps qui nous fait justement prendre du poids ?* Cela me rappelle un chiffre évoqué par un médecin qui parlait de cela dans une vidéo : il affirmait que « 80 % des individus qui ont aujourd'hui un problème avec leur poids n'aurait jamais été dans ce cas s'ils n'avaient pas fait un jour un régime ». Le fait de savoir cela a engendré chez moi un déclic.

De plus, l'inefficacité des régimes sur le long terme a bel et bien été démontré : seulement 1 % des personnes qui suivent un régime parvient à maintenir le poids obtenu après 1 an (Di Vetta et *al.*, 2005). Vous allez peut-être penser que ce 1 % intègre les personnes « les plus fortes » mentalement. D'ailleurs, c'est un peu ce qui est exploité par l'industrie des régimes : vous faire croire que seule la motivation compte et que si vous avez la force mentale nécessaire, vous pourrez y arriver. Dans ce contexte, cela paraît d'autant plus satisfaisant de faire un régime pour se dire que si l'on réussit, cela signifie que l'on est (plus) fort mentalement (que les autres). C'est le côté « challenge » qui peut paraître plaisant au début. Malheureusement, c'est un énorme leurre, car la fluctuation de votre poids n'est pas uniquement fonction de votre force mentale. Lorsque vous ne répondez pas à vos besoins, notamment dans le cadre d'un régime, c'est un combat entre votre corps et votre esprit. *Sommes-nous donc sadomasochistes ?* Je ne le pense pas. C'est juste qu'il est difficile de se rendre compte de tout ça. L'industrie des régimes vous fait aussi croire que si vous avez du poids à perdre, c'est forcément que vous mangez trop. C'est d'ailleurs un paradigme ancré dans les mœurs : « si on est gros, c'est que l'on mange trop ». Je m'interroge sur ce point : celui qui est « trop gros » n'a-t-il pas besoin de manger selon ses besoins, sous prétexte qu'il mange trop ? Non ! Cela ne fonctionne pas comme ça. Le souci est que la restriction calorifique n'est pas tenable sur le long terme. Elle peut même engendrer des effets très délétères sur notre santé physique ou mentale. Les restrictions alimentaires, même si ce n'est pas en quantité, mais dans le choix des aliments – ce que propose certains régimes où l'on peut manger à volonté certains aliments – peuvent entraîner des conséquences psychologiques et comportementales. Ces dernières ne seraient jamais apparues si vous n'aviez jamais commencé de régime. Ces conséquences sont notamment : la diminution du sentiment de satiété – vous avez plus de mal à ressentir que vous n'avez plus faim – et un risque accru de perdre le contrôle en mangeant. C'est justement la restriction qui créait la surabondance dans l'alimentation chez certaines personnes. C'est d'autant plus le cas quand la frustration a été trop grande, sur du long terme. À force de réduire notre apport calorifique et/ou de nous empêcher de manger certains aliments, nous provoquons des pulsions qui nous font perdre le contrôle (Di Vetta et *al.*, 2005).

Les régimes hyper-protéinés

Les régimes hyper-protéinés font partie de la panoplie des régimes qui visent à proposer des méthodes pour favoriser une balance énergétique négative. Ces types de régime vous font perdre du poids, tout simplement parce que les protéines ont un effet rassasiant. Si vous ajoutez des légumes aux protéines, alors vous aurez le combo parfait qui vous donnera une pleine satiété en plus d'une forme olympique, grâce aux vitamines et minéraux qu'ils contiennent. Nécessairement, vous allez perdre du poids…et plutôt rapidement ! Car vous allez privilégier des aliments à faible valeur énergétique comme les légumes et les protéines dîtes « maigres » (ex : dinde, thon). Cela va induire automatiquement une restriction calorique. C'est comme ça que vous allez perdre du poids et c'est comme ça que fonctionnent tous les régimes. Je le répète ; le seul facteur qui entre en jeu dans la perte de poids est la balance énergétique négative : vous dépensez plus de calories que ce que vous ingérez. C'est pour cela que l'on recommande aussi souvent de faire du sport en plus des restrictions : cela augmente la dépense énergétique. Vous pouvez très bien manger uniquement des produits ultra-transformés, peu recommandés pour la santé, et perdre du poids. Cependant, votre santé mentale et physique ne sera pas bonne. Il est important de faire la distinction entre santé, dépendante des apports nutritionnels, et votre poids, lié à la balance énergétique. Si vous n'êtes pas « difficile », à savoir que vous n'avez aucune difficulté à manger des « bons aliments », il sera plus facile pour vous de perdre du poids sur le court terme. C'est d'ailleurs ce que les « experts » des régimes hyper-protéinés vous inviteront à faire. Certains étant des professionnels de la santé, alors que d'autres sont des personnes qui n'ont aucun bagage de connaissances, n'ayant pas nécessairement suivi de formation en nutrition. Ils sont en droit de s'afficher en tant que « coach en nutrition », « expert en nutrition » tant qu'ils n'utilisent pas les termes de « diététicien » ou de « médecin ».

Il faut bien comprendre que les recommandations proposées dans le cadre des régimes hyper-protéinés, en termes de quantité et de répartition des macronutriments, ne sont pas celles préconisées par l'Organisation Mondiale de la Santé (OMS). Pour la répartition des macronutriments, les recommandations sont aux alentours de : entre 45 et 60 % pour les glucides, 30 à 35 % pour les lipides et 15 à 20 % pour les protéines. Dans certains régimes hyper-protéinés que l'on vous propose, l'objectif est de maximiser les quantités de protéines au petit-déjeuner, au déjeuner, lors de la collation et pour le repas du soir. Certains coachs en nutrition vous recommandent d'ingérer 2 grammes de protéines par kilos de poids de corps. Les recommandations de l'ANSES (Agence Nationale de Sécurité Sanitaire de l'Alimentation, de l'Environnement et du travail), qui proviennent de la compilation de données issues d'une cinquantaine d'études internationales, montrent que le besoin protéique est de 0,83 g par kilo de poids de corps. L'OMS recommande aux femmes d'ingérer 48 g de protéines et 56 g pour les hommes. Les préconisations de l'American College of Sports Medecine (ACSM) indiquent quant à elles entre 1,2 g et 2 g par kilo de poids corporel *spécifiquement* pour les athlètes. Il y a donc une grande différence entre les recommandations des experts de la santé et ce qui est préconisé par des « coachs en nutrition ». Pour l'illustrer encore mieux, prenons l'exemple d'une femme qui pèse environ 70 kilos et dont les besoins quotidiens s'élèvent à environ 2000 calories. En appliquant à ce chiffre les 15 à 20 % de protéines recommandé par l'OMS, cela correspond à 300 à 400 calories de protéines. En sachant que 1 g de protéine représente 4 calories, cette femme aurait un besoin journalier en protéines compris entre 75 et 100 g de protéines (division de 300 à 400 par 4). En considérant les recommandations de l'ANSES (0,83 g de protéines par jour par kilo de poids de corps), cette femme devrait ingérer environ 58 g de protéines par jour. En considérant cette fois-ci les recommandations de certains coachs en nutrition, notre chère madame devrait ingérer au total 140 g de protéines (2 g de protéines X 70 kilos). L'ACSM recommande la même dose de protéines si le sujet est un athlète. Pourtant, cette femme n'est pas une athlète : il s'agit de Sandrine, secrétaire à temps plein. Sandrine ne pratique pas d'activités sportives.

Un régime hyper-protéiné entraîne la réduction, parfois drastique, des autres macronutriments, comme les glucides. Pour avoir testé ce type de régime par le biais d'un accompagnement d'un coach en nutrition, j'en ai la preuve. En effet, les recommandations données étaient de minimiser les féculents et de composer mon assiette avec le maximum de protéines (au moins 150 g de viande par exemple), et une bonne dose de légumes. Il est dit que les féculents doivent constituer une part mineure de l'assiette ; soit 1/4 de celle-ci ou 50 g de féculents crus maximum. Les féculents doivent être supprimés pour le repas du soir. Pourtant, ils sont la principale source de glucides pour notre corps. Même en blindant votre assiette de légumes – en sachant que la salade, le concombre ou encore la tomate sont constitués essentiellement d'eau – vous ne pouvez pas atteindre vos besoins nutritionnels (45 à 55 % de glucides) si vous appliquez ces recommandations et minimisez les féculents. Les régimes hyper-protéinés ne répondent pas aux besoins nutritionnels des individus et cela peut avoir des conséquences sur la santé de ceux qui suivent ce type de régime sur le long terme.

6. Nutrition entre émotions et hypersensibilité : comment adapter son alimentation ?

Plus j'en apprends sur la nutrition, mieux je me rends compte que notre manière de manger peut être, pour certains, très liée aux émotions. D'ailleurs, je suis intimement persuadée que les personnes hypersensibles sont plus enclines à développer des liens particuliers avec leur alimentation. Elles sont plus sujettes à des faims émotionnelles, des prises alimentaires parfois incontrôlées, parce qu'elles ressentent leurs émotions intensément. En tout cas, il est certain que le facteur émotion est prépondérant dans l'influence de notre alimentation. Il n'y a qu'à prendre l'exemple connu de la fille qui se fait larguer par son copain et qui s'enfile un pot de glace au chocolat à la cuillère devant la télé. Nous avons tendance, pour certains, à trouver du réconfort dans la nourriture. Je pense que c'est particulièrement le cas chez certaines personnes qui ont ressenti intensément des carences affectives dans leur passé. De manière assez commune, nous sommes attirés vers le sucre et/ou le chocolat quand notre moral est au plus bas. Le chocolat (noir) est riche en magnésium : il est réputé comme étant un « antidépresseur naturel » grâce aux molécules qu'il contient. Ces nutriments contribuent à réduire le stress, l'anxiété, et même la dépression.

En soi, le souci pour notre santé n'est pas le chocolat. Même s'il contient du « gras » que l'on essaie souvent d'éviter, notre corps, notre cerveau, notre mémoire ont besoin de celui-ci pour fonctionner. Plus la part de cacao dans le chocolat est importante, « meilleur » est le chocolat et nombreux sont les bienfaits. Ce qui est mauvais n'est pas le chocolat en lui-même, mais bel et bien le sucre ainsi que les matières grasses ajoutés dans certains produits industriels. Ces matières grasses ajoutées sont appelées des « lipides trans » ou « gras trans ». Il s'agit de molécules que l'on retrouve majoritairement dans des produits ultra-transformés, en petite quantité dans le lait maternel, dans certains produits laitiers et la viande (Marchand, 2010). Ces lipides sont les seuls gras que l'on peut se permettre d'éliminer de notre alimentation, car notre corps n'en a pas besoin. Au contraire, cette petite molécule, qui a subi une transformation par l'homme, serait responsable de l'augmentation du mauvais cholestérol et du risque de développer des maladies cardio-vasculaires. Trouver du réconfort dans la nourriture est souvent synonyme d'une recherche dirigée vers le gras, le sucre, et/ou encore la nourriture en quantité chez certaines personnes. Dans certaines périodes de notre vie, cette recherche peut se répéter quotidiennement. Pour ma part, j'ai le souvenir d'une période de ma vie étant plus jeune où je n'allais pas bien. Beaucoup de choses négatives se produisaient dans mon environnement personnel, sans entrer dans les détails. Durant cette période, je mangeais tous les soirs le même repas ; à savoir une plâtrée de pâtes et 3 à 4 tranches de raclette. C'était devenu un rituel presque quotidien. Bien évidemment, j'ai pris pas mal de poids durant cette période, mais le besoin de réconfort prenait le dessus sur le reste, alors je ne prêtais pas nécessairement attention à cette prise de poids.

Les hypersensibles sont plus impactés par les effets néfastes du manque de sommeil, qui, pour tout le monde, peut occasionner des dérèglements du système de la faim et le sentiment de satiété. En considérant que leur ressenti peut être très intense, les personnes très sensibles seraient plus à risque de manger plus qu'il n'en faut s'ils n'ont pas dormi assez la veille, parce que la sensation de faim sera plus intense. Certaines personnes hypersensibles ont d'autant plus de chance de sentir une faim abondante s'il leur manque du sommeil. Également, les envies de sucre peuvent être encore plus fortes. D'autre part, la difficulté pour les personnes qui ont une sensibilité particulière est qu'ils ont plus de chance de développer des dépendances à des choses qui leur font du bien sur le court terme – comme le sucre.

Les personnes qui sont très sensibles d'un point de vue émotionnel, sont également plus enclines à développer des soucis de stress, d'anxiété. Les comportements qui en découlent sont tout simplement des tentatives d'adaptation à des éléments de notre environnement. Quelques ouvrages traitent des liens entre hypersensibilité, émotions exacerbées et alimentation : certains spécialistes en parlent de manière plus détaillée. Le lien entre nos émotions, la santé de notre microbiote, nos hormones et notre nutrition est intéressant en tout point. C'est notamment ce que l'on peut apprendre dans les enseignements qui privilégient une approche systémique pour comprendre ces liens, comme la psycho-neuro-nutrition. Notre corps, et précisément notre « ventre », est le réceptacle de nos émotions. La prise de poids peut être en partie liée à une hypersensibilité, parce que les émotions, le stress, peuvent induire des déséquilibres hormonaux et/ou alimentaires, les deux étant en interrelation. Notre équilibre émotionnel est régi par un ensemble d'hormones qui ont chacune un rôle. Par exemple, la sérotonine, en plus de favoriser le sommeil, nous procure un effet « calmant ». Elle est sécrétée à partir du tryptophane, un acide aminé que l'on retrouve dans certains aliments : « un repas riche en glucides et pauvre en protéines engendre une concentration élevée de tryptophane » (Léger, 2005). D'autre part, bien que notre alimentation soit généralement riche en tryptophane, la quantité ingérée ne sera pas forcément transformée en sérotonine. Cela s'explique par le fait que le tryptophane est un acide aminé qui entre en compétition avec d'autres – notamment la tyrosine. Pour que le tryptophane soit sécrété, l'insuline joue un rôle fondamental. C'est pour cette raison qu'il est recommandé de prendre une collation sucrée vers 17 h et de compléter les aliments riches en tryptophane avec des féculents le soir. Cela permet de ressentir un effet apaisant et de favoriser le sommeil.

Les personnes dont la problématique de poids provient d'une trop grande « faim émotionnelle » peuvent s'orienter vers des aliments favorables à leur équilibre émotionnel. L'objectif est d'éviter des prises alimentaires incontrôlables, parfois influencées par des envies de sucre, ou encore par un besoin de combler un manque et/ou de répondre à un sentiment de solitude. Plusieurs aliments peuvent être conseillés aux personnes hypersensibles dans le but de ménager leurs émotions : les baies – la myrtille, le cassis qui ont un pouvoir anti-inflammatoire et régulent la glycémie – les poissons gras comme le saumon, dont la composition favorise la sécrétion de sérotonine – pour l'effet zen – et de dopamine – pour l'effet bien-être. Le curcuma est un « super » aliment, très bénéfique pour la santé mentale : il contribue à l'équilibre de l'humeur en plus d'être un allié pour les intestins. Le chocolat et son effet antidépresseur déjà évoqué est également l'un des supers aliments conseillés (Nys, 2021). Pour ma part, le cacao et le chocolat font désormais partie intégrante de mon alimentation quotidienne, alors qu'avant, je m'y refusais par peur de prendre du poids ! Je sais aujourd'hui que ce sont des aliments qui me font du bien et qui m'apaisent. C'est à chacun de vous de trouver, parmi ceux conseillés, les aliments propices à votre équilibre émotionnel.

À l'inverse, un repas riche en protéines, d'autant plus si l'assiette est pauvre en glucides, n'est pas favorable au sommeil. Cela s'explique par le fait que d'autres hormones interviennent dans notre équilibre émotionnel. Le cortisol, appelé l'« hormone du stress » favorise un état d'agitation. L'autre hormone, également mise en cause dans nos humeurs, est la noradrénaline. La présence de celle-ci dans notre corps peut occasionner des états de vigilance et d'excitation. Elle est sécrétée à partir de deux acides aminés : la tyrosine et la phénylalanine. Si vous souhaitez augmenter votre forme au cours de la journée, n'hésitez pas à intégrer les aliments riches en tyrosine et/ou en phénylalanine. Ces acides aminés influencent également la sécrétion de la dopamine, « l'hormone du plaisir », qui joue également un rôle dans la mémoire et la concentration.

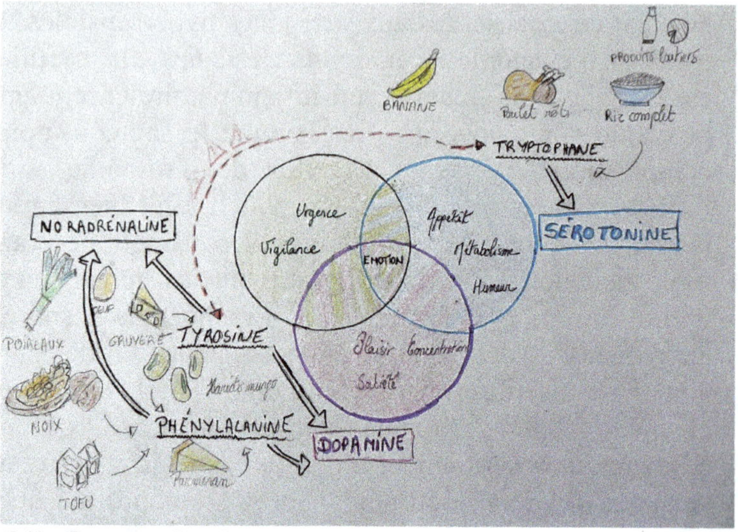

L'influence des hormones sur l'équilibre émotionnel

(Haultcoeur, 2024 ; d'après Nys, 2021)

III] Des conseils à appliquer pour aller mieux

Dans cette dernière partie du livre, je souhaite vous donner les meilleurs conseils pour sortir de vos TCA, ou tout simplement pour améliorer votre rapport avec votre alimentation et votre bien-être. Ces conseils, que j'ai moi-même appliqués pour aller mieux, sont efficaces, parce qu'ils répondent aux différentes contraintes qui freinent votre « guérison ».

1. Acceptation, patience et écoute de sa faim

La restriction, j'en ai fait pas mal l'expérience. Comme je l'ai expliqué, j'ai vécu différents types de restrictions calorifiques depuis mon premier régime quand j'avais 12 ans. L'effet yo-yo je le connais. Ce que je vous invite à faire est de décomplexer sur votre poids. Nous sommes beaucoup plus nombreux qu'on ne le pense à être soucieux de notre poids, de notre physique - même Valérie votre collègue de travail super canon, 1m75 pour une taille 36. Nous sommes tous dans le même bateau.

Mes crises d'hyperphagie ont aujourd'hui – presque – totalement disparu. Les récidives ça arrive, c'est ok. Je ne dirais pas que les pulsions ne sont plus présentes, mais en tout cas, j'arrive à *reprendre le contrôle de la situation.* Et cela passe par l'*acceptation* : au lieu de se dire « j'ai trop faim, si je mange ces deux gâteaux, je ne vais pas réussir à atteindre mes objectifs, alors autant se lâcher », dîtes vous plutôt « ok, j'ai envie de manger ces deux gâteaux, bon ok ce n'était pas prévu, mais si j'ai cette envie il vaut mieux y répondre ». Retenez bien une chose : dire non à une envie est la première chose qui vous empêchera de sortir de ces crises. De plus, vous avez souvent l'impression de « ne pas avoir le droit de manger », car vous avez « trop mangé » la fois précédente. Alors que très souvent en réalité, votre corps a juste réellement faim. Dans tous les cas, même s'il s'agit d'une faim émotionnelle, c'est ok. Acceptez-le, car ce qu'on appelle communément « les craquages » seront d'autant plus intenses si vous avez à plusieurs reprises dénié une envie. *L'acceptation et la déculpabilisation* sont réellement les objectifs que vous devez vous fixer. Le reste suivra. En vous restreignant, vous n'écoutez plus vos signes de faim, et c'est en déréglant ce processus naturel que vous allez prendre du poids. Votre corps n'est pas bête, si vous ne lui donnez pas ce dont il a besoin, alors il va être dans l'obligation de s'adapter : « ok, tu ne me donnes pas ce que je veux, ce n'est pas grave ! Je vais stocker pour pouvoir continuer à fonctionner correctement ».

L'impression d'échouer est très souvent responsable du fait que vous n'arriviez pas à vous sortir de ce cercle vicieux. Lorsque vous souhaitez changer vos habitudes, pour quelconque raison (ex : perte de poids, amélioration de votre bien-être), la lenteur du processus de changement, en déconnexion avec notre envie que celui-ci soit rapide, explique cette impression d'échec. Il y a souvent un fossé immense entre votre volonté et la réalité, parce que les objectifs que vous vous fixez sont généralement trop éloignés de vos habitudes. Le modèle théorique qui explique le changement comportemental (ex : supprimer une addiction, une peur/phobie qui nous contrôle) de Prochaska et Di Clemente, deux chercheurs en psychologie, nous montre que le changement se fait selon plusieurs étapes. Il y a d'abord la pré-contemplation : « je n'ai pas de problèmes à résoudre avec l'alcool », et la contemplation : « j'ai peut-être un problème avec l'alcool, mais est-ce vraiment problématique dans ma vie ? ». Ensuite, vient la préparation : « j'ai un problème avec l'alcool et je souhaite résoudre ce problème par la mise en place d'actions ». C'est la phase qui précède l'action : « je ne bois plus depuis 1 semaine, c'est difficile », et dont la durée va dépendre du temps de maintien : « cela fait deux semaines que j'ai arrêté de boire, c'est difficile, surtout quand les amis viennent à la maison ». Une dernière étape que vous retrouvez dans ce modèle théorique est *la rechute* : « j'ai craqué hier, je me suis servi un whisky, puis deux, puis trois… ». Cette dernière étape est très clairement normale, commune. Et d'après mon expérience – probablement que beaucoup de personnes se reconnaîtront – c'est très souvent l'étape où l'on choisit de tout envoyer balader et de reprendre nos bonnes vieilles habitudes, par déception. La rechute est selon moi d'autant plus prévisible lorsque nos objectifs sont bien trop distancés et en inadéquation avec la réalité de nos besoins, et des possibilités qui s'offrent à nous. Et c'est souvent à ce moment que l'on craque.

L'alimentation intuitive

Il est clair que la faim est complexe, comme on a pu le voir lorsque nous avons abordé les différents facteurs. Au-delà de la faim physique, d'autres faims préexistent. C'est notamment le cas du dernier type de faim dont je n'ai pas encore parlé : la fausse faim. On l'appelle comme cela car il ne s'agit pas d'une faim, mais en réalité d'une soif. Comme les signaux et les sensations corporelles sont similaires à celles de la faim, il n'est pas toujours évident de comprendre si l'on a faim ou en fait, juste soif. Le mieux est de s'hydrater avant de manger, sauf si vous êtes sûr qu'il s'agit d'une véritable faim (Nijs, 2022). Au-delà de ce type de faim faussée, il est important que vous écoutiez votre intuition. Si vous ressentez l'envie de manger alors c'est qu'il y a une raison. Et comme nous avons pu le voir, la faim ne se résume pas au ventre qui gargouille. Pour ma part, il m'est déjà arrivé plusieurs fois d'avoir mal au ventre, de manger et de ne plus avoir mal. Je ne dis pas qu'il faut manger si on a des douleurs au ventre, ni que les douleurs au ventre sont obligatoirement des signes de faim.

Retenez juste que les ressentis physiques et les signaux de la faim sont très complexes et dépendent de chaque individu, de son état physique, mais aussi de son état moral du moment. Dans ce contexte, vous êtes le seul à être à même de juger de si vous avez faim ou non. C'est ce que prône l'alimentation intuitive : le fait d'écouter son corps et ce que l'on ressent pour décider de manger ou non. Le système de la faim est naturellement très bien fait, sauf que s'ajoute à ça un grand nombre de perturbations. Pour les personnes qui ont suivi beaucoup de régimes dans leur vie et pour celles qui ont pendant longtemps cherché à contrôler leur alimentation – TCA ou non – l'écoute des signaux de leur corps est encore plus « lointaine ». Ces personnes ont souvent perdu le réflexe d'écouter leur intuition en matière de nutrition. L'alimentation intuitive vous invite à renouer avec votre corps et vos sensations (Nijs, 2022), et cela passe aussi par le fait d'éviter les régimes, d'éviter quelconques restrictions que ce soit en termes de quantité : « j'ai envie de me resservir, mais je ne dois pas », ou de qualité de l'aliment : « je dois éviter le chocolat à tout prix ! ». C'est dur d'y parvenir, d'autant plus quand on a pendant longtemps eu des rapports complexes avec son alimentation… mais c'est possible. Vous y parviendrez.

2. Se détacher de ses propres perceptions et du regard des autres

Si vous avez toujours fait attention à votre poids, même sans avoir eu de troubles du comportement alimentaire, n'oubliez pas que vous avez été formaté pour percevoir certains aliments comme étant « ceux qui vous font grossir ». N'oubliez pas non plus que vous avez pris l'habitude de vous restreindre en termes de proportions. Dans ce contexte, je vous conseille de prendre de la distance avec l'ensemble de ces mauvais réflexes et du recul par rapport à vos propres perceptions. Elles sont très probablement biaisées, faussées, parce que vous avez justement été formaté pour perdre du poids. Une chose qui m'a frappé quand j'ai commencé à vraiment répondre à mes besoins, c'est la rupture existante entre ce que l'on croit faire quand « on mange trop » et la réalité des choses. Dans ce sens, le comptage peut-être un moyen d'analyser la dose qu'il nous faut manger pour répondre à nos besoins, surtout au début et sans que cela devienne obsessionnel.

Se détacher de ses perceptions, c'est apprendre à renouer des liens avec des aliments souvent blâmés dans le cadre de régime. C'est encore plus le cas actuellement avec la montée en puissance des fausses informations à propos de nutrition qui circulent sur les réseaux sociaux. Par exemple, manger des pâtes ne vous fera pas grossir. Il convient juste de manger la quantité nécessaire selon vos besoins. Il peut être néanmoins intéressant que vous essayiez de vous accoutumer, sans vous mettre la pression, avec d'autres féculents/céréales riches en vitamines et minéraux (ex : orge, avoine décortiqué, quinoa, blé complet, pilpil). D'autre part, faites la paix avec le gras ! Oui le gras – les lipides – est plus calorique que les autres macronutriments. Cependant, vous en avez besoin, votre cerveau en a besoin pour fonctionner correctement, de même que votre peau, vos ongles et vos cheveux. Ils seront en meilleure santé si vous ingérez plus de « bonnes lipides ». Il est pertinent de faire la différence entre le gras insaturé (monoinsaturé et polyinsaturé) qui représente une majeure partie de vos besoins en gras (les lipides doivent représenter au total 35 à 40 % de votre apport énergétique global) et le gras saturé qui doit représenter moins de 10 % de votre apport énergétique global (1/4 des lipides ingérées au cours d'une journée). Le seul gras que vous devriez réduire et dont votre corps n'a pas besoin sont les gras que vous retrouvez dans les pâtisseries, les viennoiseries, et qui ne sont que le résultat d'une manipulation chimique. Pourtant, manger un croissant ne vous fera pas forcément grossir. Il est nécessaire de distinguer la santé, la forme en général, du poids de notre corps. Il s'agit de deux choses différentes. Néanmoins, une meilleure forme est propice à une bonne dépense énergétique : favoriser les bons aliments permet d'éviter que votre corps ne vous réclame plus de calories qu'il ne vous en faut. Il le fera si votre alimentation est principalement constituée d'aliments à calories vides, soit des aliments caloriques qui ne vous apportent pas de nutriments (ex : l'alcool).

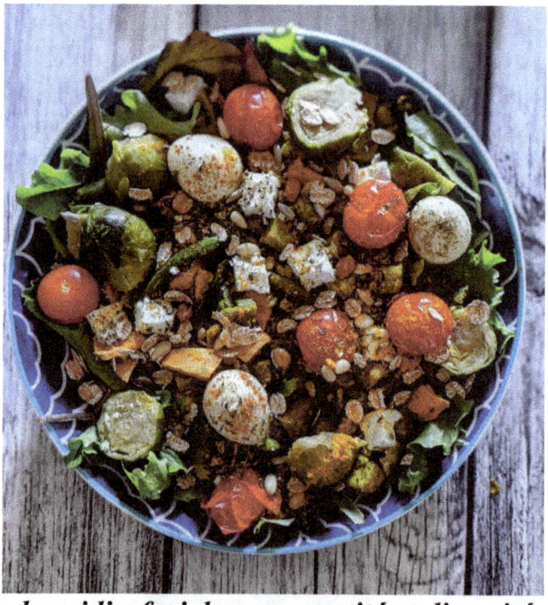

Repas du midi : fraicheur, quantité et diversité *: 120g de patate douce, 100g de choux de Bruxelles, 50g de jeunes pousses d'épinards, 100g d'haricots verts, 80g de tofu à l'ail des ours, 100g de tomates cerises, 20g de fromage grec végan, 30g d'œuf de caille, quelques flocons d'épeautre et quelques pignons de pins*

La faute à la pression sociale et sociétale concernant le sujet ; et au fait de focaliser le jugement d'une assiette sur la quantité. La quantité en nutrition ne veut absolument rien dire, il faut se fier à la densité énergétique des aliments. Manger 3 kilos de concombre ou 3 kilos de mayonnaise n'aura pas le même impact. Dans ce contexte intervient le regard des autres vis-à-vis de notre propre alimentation. Souvent, les personnes qui se permettent de vous faire des commentaires sur votre assiette ne connaissent généralement pas la densité énergétique des aliments qui la composent. J'ai une connaissance qui m'a déjà sorti : « Olala ! Mais comment tu peux avaler tout ça ?! » en voyant la grosse salade composée que je m'étais préparée. Puisque cela s'est produit durant la période où je contrôlais mes assiettes avec minutie, je savais pertinemment que ce que j'allais manger n'allait pas me faire grossir. Cependant, si cet épisode s'était produit dans le passé, alors que j'étais beaucoup moins dans l'acceptation, je pense que je n'aurais pas fini mon assiette et que j'aurais passé la soirée à culpabiliser d'avoir « trop mangé ».

Ne laissez personne juger de votre assiette ou de ce que vous mangez entre les repas. La nutrition est quelque chose de très personnel, parfois intime, et personne, hormis les professionnels, ne devrait s'en mêler, surtout si cela peut exercer une influence négative sur vous. Apprenez à dire « ce ne sont pas tes oignons ! ». D'ailleurs, n'oubliez pas que ceux qui se permettent de juger ont bien souvent eux aussi des problèmes avec leur alimentation, malgré ce qu'ils peuvent laisser sous-entendre. D'autre part, ne restez pas seul avec certaines habitudes malsaines (ex : se faire vomir après avoir trop mangé) : il ne faut surtout pas hésiter à en parler avec des professionnels. Des spécialistes qualifiés (psychologues, psychiatres, diététiciens, etc.) sauront vous aider sans vous juger ; ils ne sont pas là pour ça. Rassurez-vous, vous n'êtes pas seul, nous sommes beaucoup plus nombreux qu'on ne le pense à avoir un rapport parfois très compliqué avec notre alimentation.

3. Prendre du temps pour soi

Prendre du temps pour soi, c'est aussi prendre du temps pour se préparer à manger. Alors que certains perçoivent cela comme une tâche ennuyante, se préparer à manger peut être un véritable plaisir. C'est un temps que l'on doit s'accorder, d'autant plus si l'on souhaite multiplier les actions pour améliorer notre bien-être. Nous avons souvent des difficultés à dédier un temps à ça, parce que n'est pas la priorité, parce que les autres ne vont pas forcément comprendre que vous refusiez un moment de partage entre amis pour préparer votre « gamelle », et parce que ça peut paraître un peu égoïste dans certaines circonstances. Ce n'est pas ancré comme étant une priorité dans notre culture, alors que ce temps-là est ressourçant, il permet de privilégier de « vrais » aliments frais qui vont faire du bien à votre petit corps, et vous donner l'énergie nécessaire pour passer une belle journée. Aussi, passer des moments en cuisine est une activité qui peut permettre à certains de se sentir ancré dans le moment présent. Cuisiner permet de ne pas penser aux problèmes du moment, car c'est un peu compliqué de le faire quand on est focalisé sur le temps de cuisson de ce que l'on prépare. Vous n'êtes pas obligé d'être un grand cuistot pour vous préparer un bon petit plat : tout le monde peut cuisiner et l'apprentissage se fait très vite. Moi qui mangeais très souvent de la nourriture issue de boîtes de conserve et qui n'avais pas l'habitude de cuisiner, j'ai véritablement adoré apprendre à cuisiner pour moi et pour les autres. Cela m'a même amené à commencer à apprécier à prendre des photos de mes assiettes et à développer un peu de mon côté créatif dans la cuisine.

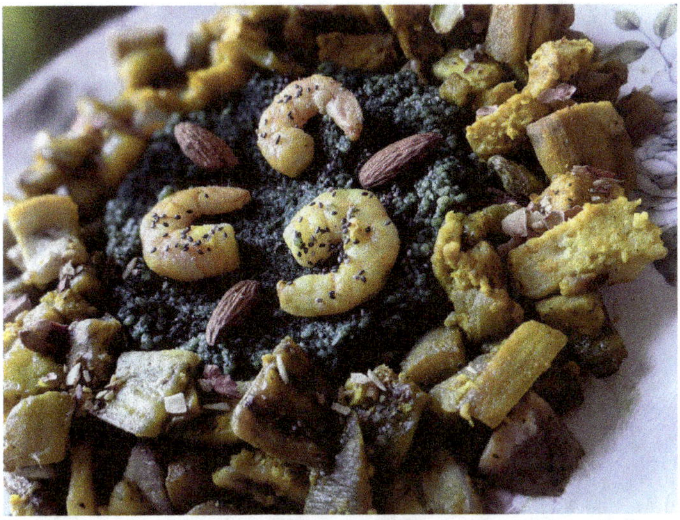

Repas du midi : assiette colorée *: 60g (cru) de couscous complet, 5g de spiruline, 30g d'avoine à cuisiner, 250g d'aubergines, 50g de crevettes, 70g d'escalope grillée au soja et blé, 5g d'amandes, quelques pistaches*

En cuisinant, on peut trouver le plaisir de concocter des plats blindés de nutriments, riches en couleur et avec beaucoup de goût. Pour ma part, j'adore ajouter des épices. Ce que j'aime par-dessus tout, c'est composer des assiettes pour qu'il y ait beaucoup de diversité : je préfère mettre un grand nombre d'aliments en petite quantité, plutôt qu'un petit nombre en plus grande quantité. Bien entendu, cela est propre à chacun ; faîtes selon vos préférences et vos goûts. Amusez-vous ! Le conseil que je peux vous donner à ce sujet : n'hésitez pas à penser votre plat au de-là des recettes et mélanges d'aliments conventionnels. Ne vous dites pas : « je ne peux pas associer ça avec ça, car personne ne le fait ! ». Faîtes comme vous le sentez et laissez votre créativité agir. Encore une fois, ce que vous voulez mettre dans votre assiette ne regarde et n'appartient qu'à vous.

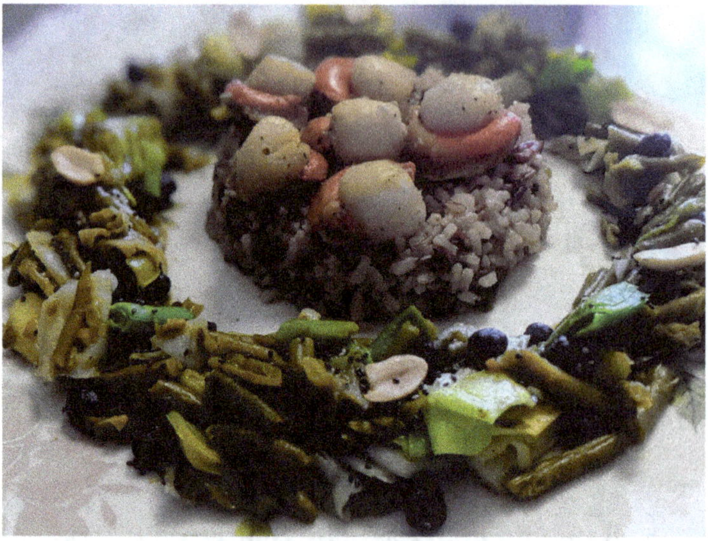

Repas du midi : assiette colorée *: 60g (cru) de riz de Camargue, 25g d'avoine à cuisiner avec 10g de Brillat – savarin affiné, 150g de blanc de poireaux, 115g de Coquilles Saint-Jacques, 110g de haricots verts, 30g de pois chiche noir, 5g de cacahuètes*

La connaissance

Prendre du temps pour soi, c'est aussi prendre le temps de s'informer à la fois sur ses propres besoins nutritionnels et sur comment y répondre, à savoir la composition nutritionnelle des aliments. Nous avons la chance d'avoir accès à un grand nombre de ressources, plus ou moins fiables, nous permettant de calculer nos besoins. Il faut tout de même faire attention, car en épluchant certains sites, on peut se rendre compte que certains vous donnent des chiffres erronés concernant vos besoins. Rien de tel que la science pour vous informer sur le sujet ! Les recommandations de l'Organisation Mondiale de la Santé et de l'Agence Nationale de Sécurité Sanitaire de l'alimentation, de l'Environnement et du Travail (ANSES) sont la base théorique de ce qui peut être préconisé. Ces recommandations sont assez accessibles et claires. Vous y trouverez les valeurs de vos besoins énergétiques – le nombre de calories dont vous avez besoin quotidiennement – mais aussi les valeurs en termes de répartition des macronutriments. Le calcul de vos propres besoins est assez facile : si vous connaissez le nombre de calories que vous devez manger quotidiennement (ex : 1 900 calories), vous pouvez connaître la valeur en gramme de chaque macronutriment dont vous avez besoin : 1 g de lipides = 9 calories, 1 g de protéines = 4 calories et 1 g de glucides = 4 calories. Si vous devez ingérer 1900 calories par jour, vos besoins en termes de quantité de lipides s'élèvent à 35 % de 1900 calories = 30*1900/100 = soit 665 calories. Ce qui signifie que pour être en bonne santé, il vous est recommandé de manger 665 calories de lipides par jour, soit 665/9 = 73 g de lipides par jour. Je pense que chaque personne devrait avoir connaissance de ces besoins. Le but n'étant pas de pousser la chose à l'extrême – faîtes ce que je dis, pas ce que je fais – mais d'avoir « les bases ». Aussi, le but n'est pas de connaître avec exactitude ce que contient l'ensemble des aliments, mais d'avoir les principes fondamentaux pour composer vos assiettes. Nous l'apprenons plus ou moins avec les six familles d'aliments qui permettent de dissocier les glucides, des lipides et des protéines : les fruits et légumes, les féculents et légumineuses, les produits laitiers et fromages, les viandes, les poissons et œufs, les matières grasses comme le beurre ou encore les huiles, et finalement les produits sucrés. Cette typologie n'est plus vraiment ancrée dans les mémoires et l'on connaît probablement encore moins la composition de chaque aliment. On essaie alors de suivre des conseils qui parfois se contredisent. L'information sur la nutrition est loin d'être peu présente. Le souci est que les discours peuvent provenir de différentes sources (ex : média, blog, article de presse, documentaire, réseaux sociaux) et ne sont pas toujours bons à prendre. C'est pourquoi il ne faut pas hésiter à se référer à de vrais spécialistes, tout en vérifiant que les personnes à qui vous vous adressez possèdent des formations reconnues. Comme je le répète, il est bon à savoir qu'aujourd'hui, tout le monde peut se dire « expert en nutrition » sans avoir de diplôme ni suivi de formation. Il est préférable de se tourner vers des médecins nutritionnistes, ou encore des diététicien(ne)s, si vous souhaitez avoir de véritables conseils. Vous pouvez également vous référer à des articles scientifiques que vous pouvez retrouver aisément en allant sur le moteur de recherche Google Scholar. Le souci ici est qu'il n'est pas évident pour une personne qui n'y connaît rien de comprendre ces articles, car il s'agit de publications de recherches spécifiques dans le domaine. C'est bien pour cela que les sites qui vulgarisent et rendent plus accessibles ces connaissances sont plus attrayants. Mais l'information donnée n'est pas toujours juste. Vous pouvez aussi vous référer aux étiquettes de composition de ce que vous achetez au supermarché. Le seul conseil qui s'applique pour tout est que : plus la liste des ingrédients qui composent ce que vous achetez est longue, plus il est probable que le produit contient des additifs à éviter pour votre santé.

4. Arrêtons de nous restreindre et évitons le surcontrôle : l'Homme ne fonctionne pas sous la contrainte

Si vous vous restreignez en espérant perdre du poids et que vous ne répondez pas à vos besoins, votre corps finira par reprendre le dessus sur le long terme. L'homme ne fonctionne pas sous la contrainte et j'en suis intimement persuadée. Ce paradigme est finalement totalement aux antipodes de la manière dont on envisage les changements de comportement : bien souvent, nous suivons des changements qui sont soit imposés par « la société », soit par nous-même. C'est le cas lorsque l'on veut perdre du poids, même avec les conseils d'un professionnel qui saura vous guider vers le « bien manger », vous allez nécessairement vous imposer des restrictions en comparaison avec ce que vous avez l'habitude de manger. Le tout est de répondre à vos besoins, car l'esprit et le corps n'apprécient guère la contrainte. Comme je l'ai dit, les personnes qui souhaitent perdre du poids qu'ils jugent être en trop ne sont pas forcément celles qui « mangent trop ». Dans ce contexte, il est important de se référencer à ses besoins, et non pas seulement d'appliquer le fait de « manger moins » par rapport à ce que l'on fait déjà. Souvent, est avancée l'idée que « tout est dans la tête », que « tout vient du mental », mais je peux vous assurer que même avec la force mentale la plus développée, vous n'arriverez jamais à tenir des objectifs sur le long terme si vos habitudes ne respectent pas les besoins de votre corps. D'ailleurs, j'aimerais rappeler à toutes les femmes qui visent des régimes à 1500 calories par jour, que ce chiffre est bien trop en dessous de leurs besoins. Malheureusement, nous ne faisons que maltraiter notre corps à le restreindre sur le long terme. Je le répète : en faisant ça, vous invitez votre corps à utiliser sa merveilleuse capacité à stocker du gras pour subvenir à ses besoins. Je vous dis cela sans la moindre once de jugement : j'essaie juste d'alerter sur le fait que ne pas répondre à ses besoins sur le long terme peut causer des dommages, parfois irréversibles. Mon expérience m'a bien fait comprendre tout cela. Votre corps vous envoie des signes, et si vous ne réagissez pas à ces signes, alors il vous enverra des signaux plus forts. Pour ma part, je pense sincèrement qu'il existe des séquelles dues aux restrictions que je me suis imposées pendant des mois. Le mot « séquelle » est fort, j'en ai bien conscience, mais je ressens encore aujourd'hui des sensations que j'ai commencé à ressentir durant la période de restriction et que je ne ressentais pas auparavant. Aujourd'hui, j'ai de grandes difficultés à rester plusieurs heures sans manger. Je suis dans l'impossibilité de sauter des repas, même si j'ai bien mangé lors du repas précédent. Peut-être que c'est parce que je compte toujours ce que je mange de manière assez précise, ou que j'ai habitué mon corps à avoir ses 5/6 repas dans la journée, je ne sais pas. La faim que je ressens peut s'avérer beaucoup plus intense qu'auparavant. En me renseignant sur le sujet, j'ai compris que les restrictions alimentaires engendraient tout un tas d'effets : l'hypersensibilité aux aliments, et aussi une plus grande difficulté à contrôler la prise alimentaire et à ressentir la satiété (Di Vetta et *al.*, 2005). *Comme si se contraindre à la faim développait une plus grande faim.* C'est encore une fois la preuve que les restrictions ne sont vraiment pas bénéfiques pour notre santé (mentale).

Prenez soin de vous et faites-vous plaisir ! C'est le surcontrôle qui nous fait craquer. Il est intéressant de planifier ces repas, ce que l'on va manger, organiser les choses pour que vous puissiez préparer votre assiette et que la majorité des aliments qui la composent soient « healthy ». Cependant, il faut vous autoriser à déroger à cette planification dans certains cas. Le besoin de contrôle ne doit pas devenir une obsession. Cela peut vous amener à refuser des sorties avec vos amis qui vont vous proposer d'aller au resto. Dans votre tête, resto = prendre du poids. Alors vous allez refuser l'invitation, les multiples invitations, en donnant des excuses diverses et variées (ex : j'ai déjà quelque chose de prévu). Alors que vous allez passer la soirée à contrôler votre assiette pour « bien manger », vous risquez de vous retrouver et de vous sentir seul si votre envie profonde était d'aller au resto avec vos amis. De plus, la solitude, comme nous avons pu le voir, peut engendrer une faim émotionnelle. Vous risquez alors probablement de trop manger alors même que c'est ce que vous vouliez éviter en refusant l'invitation de vos amis. C'est dommage, non ?

Je crois qu'il se passe quelque chose dans ce genre de moments. Pour ma part, c'est dans ce genre de contexte que certaines crises d'hyperphagie se sont manifestées. Je me souviens d'une fois en particulier où j'étais partie en déplacement professionnel. J'avais revu des amis de longue date pour boire un verre. Ces amis m'ont proposé d'aller au restaurant, mais j'ai refusé car j'avais déjà préparé ce que j'allais manger le soir. Bien sûr, ce que j'allais manger le soir serait pesé et les calories devaient être comptées. A la fin de ce repas, j'ai ressenti un sentiment très intense de solitude, et je me suis dit : « c'est cool, car je sais que j'ai mangé sainement et que je ne vais probablement pas prendre de poids, mais je me sens seule… ». J'aurais en effet préféré passer ce moment de partage avec mes amis que je n'avais pas vus depuis de nombreuses années. J'étais dans un logement que j'avais loué et ce sentiment de solitude ne m'a pas quitté de la nuit. J'en ai même fait une insomnie, et cela m'a amené à manger de nouveau, à sortir du cadre que je m'étais imposé. Après ce genre d'épisodes, on se dit que l'on ne prend pas forcément la bonne décision lorsque l'on privilégie toujours le contrôle abusif du repas, qui va souvent de pair avec la solitude.

Manger doit être avant tout un plaisir, et il ne faut pas tout prendre au pied de la lettre. Nous entendons souvent parler du sucre comme d'une molécule diabolique à laquelle nous sommes addicts. Vous avez probablement déjà vu des reportages expliquant que le sucre est similaire à une drogue d'un point de vue du processus d'addiction. Il y a effectivement des études montrant le développement de comportement addictif chez les rats avec de l'eau sucrée. Personnellement, j'ai pris ces informations au pied de la lettre : j'ai de ce fait tenté de stopper le sucre totalement, tout en conservant les fruits et les légumes dans mon alimentation. D'autres discours provenant d'experts diplômés évoquent le fait que ces informations sont à prendre avec précaution. Une vidéo d'une diététicienne explique que le comportement addictif des rats se retrouvait chez ceux dont le sucre avait totalement été supprimé de l'alimentation pendant les semaines qui ont précédé l'expérience. Les rats qui n'avaient pas été concernés par cette suppression du sucre n'avaient pas développé de comportement addictif lorsque leur a été présentée l'eau sucrée. Ces explications confortent l'idée que l'addiction se retrouve chez les sujets qui ont subi un manque de sucre, mais pas chez tous les sujets. Cette nouvelle vidéo, ainsi que d'autres facteurs, m'a permis de prendre du recul et de m'autoriser à nouveau à manger du sucre et/ou des aliments que j'évitais auparavant – comme les pâtisseries – même si ce n'est pas ce que je préfère. Finalement, en ayant réintégré le sucre dans mon alimentation, des sensations que j'appréhendais comme de l'hypersensibilité au sucre – comme par exemple mon rythme cardiaque qui s'accélérait quand je buvais une boisson sucrée à titre exceptionnel, ou encore des envies de sucre – ont diminué. Le sucre est la première source d'énergie que le corps puise pour fonctionner. Mon expérience m'amène à vous conseiller de ne pas agir à l'extrême et de ne pas chercher à éliminer tous les sucres, même s'il faut être conscient qu'il se cache dans beaucoup d'aliments ultra-transformés. Privilégiez les aliments faits maison car vous connaissez plus ou moins leur composition.

5. Déculpabilisez, arrêtez l'auto-flagellation !

Ce ne serait pas productif de vous accabler si vous avez l'habitude de consommer des aliments ultra-transformés. À ce propos, je tiens à souligner que l'évolution de notre alimentation, le développement des problèmes d'obésité et de certaines maladies qui ont largement augmenté au cours des dernières décennies, ne sont pas la faute aux personnes concernées. Il faut bien comprendre que tout a été fait pour que les aliments les plus rentables pour l'industrie agro-alimentaire soient les plus alléchants pour vous. Vous êtes bien sûr acteur de votre propre santé, mais là-dessus, je ne donnerais pas la responsabilité aux personnes à qui on a demandé de travailler plus pour produire plus, sans leur conseiller de prendre du temps pour eux. Tout cela intègre notre système actuel. Le plus difficile pour quelqu'un qui souhaite des changements est de retrouver son mode « actif » et de se réapproprier les éléments de son environnement, notamment son alimentation. Au lieu de vous inciter à vous auto-accabler et de faire croître chez vous le sentiment de culpabilité – qui est selon-moi responsable du cercle vicieux dans lequel on se trouve lorsque l'on souffre de troubles du comportement alimentaire – je préfère engager des propositions positives, notamment celles qui m'ont beaucoup servi personnellement.

Une autre chose que je souhaiterai ajouter, c'est qu'il y a des périodes de notre vie qui ne sont pas forcément favorables à ce que l'on prenne du temps pour soi, en faveur de notre bien-être. Les périodes où les contraintes temporelles et environnementales sont conséquentes ne sont pas propices à changer certaines habitudes. Nous ne pouvons pas mettre notre énergie partout, et lorsque notre alimentation n'est pas la priorité, il faut aussi pouvoir l'accepter, en projetant que ce sera le cas plus tard. Parfois, vous essaierez de changer vos habitudes, mais ça ne fonctionnera pas. Les conseils que les professionnels ou certaines personnes autour de vous vous donneront ne feront pas sens dans votre esprit, car vous êtes probablement focalisé sur autre chose. Ce n'est pas un problème en soi. Le problème, c'est l'énergie que vous allez mettre à essayer de changer certaines habitudes, alors que ce n'est pas le moment et que cela peut vous épuiser plus qu'autre chose. Dans ce contexte, l'acceptation et la déculpabilisation doivent être mises au premier plan. Prendre du temps pour soi ne doit pas être une obligation ni vous sembler contraignant. Cela doit être un plaisir. Si ce n'est pas le moment pour vous, alors acceptez-le et ne cherchez pas à forcer les choses : ces trop grandes contraintes vous donneront encore moins envie d'entamer des changements par la suite, lorsque vous serez prêt(e). Le respect de ses envies et de ses besoins doit toujours être la priorité : ressentez de la satisfaction à travers ce qui compose votre assiette, prenez plaisir à manger des choses dont vous avez envie et soyez fier de ça ! *Voyez les choses positivement.* C'est tellement bon de se régaler et de se faire du bien à soi. Pour ma part, ce n'est pas la contrainte qui m'a aidé à changer mes habitudes ; c'est le fait de ressentir le bien-être que me procure une bonne alimentation. Ne culpabilisez pas et ayez toujours en tête que des pressions extérieures – parfois devenues intérieures – vont vous pousser à cette culpabilité. Ce qui nous pousse à beaucoup trop manger, c'est surtout la restriction : c'est bien elle votre pire ennemi, et non pas la tablette de chocolat cachée dans votre placard et que vous cherchez à fuir. Apprenez à respecter votre corps et à répondre à ses besoins, il vous remerciera et c'est en ce sens que vous entrerez dans un cercle vertueux.

6. Trouver du réconfort dans les aliments sains

Certaines personnes recherchent du réconfort dans ce qu'elles mangent, notamment quand ça ne va pas moralement. Pour ma part, ce que je mangeais habituellement pour me réconforter ne convenait pas à mon corps, car cela me faisait prendre du poids. J'ai finalement réussi à changer mes habitudes en trouvant du réconfort dans des aliments qui ne sont néfastes, ni pour mon corps, ni pour mon esprit. Je pense sincèrement que l'on peut trouver du réconfort dans certaines textures, celles que l'on va apprécier à travers différents sens comme la vue et le goût. Je pense qu'il y a plusieurs facteurs qui jouent un rôle dans ce sentiment de réconfort : la quantité (ex : la bonne plâtrée de pâtes qui fait du bien), le goût mais aussi la texture. De mon côté, j'ai réussi à retrouver ces trois aspects qui m'apportent du réconfort dans certaines recettes, en y intégrant des aliments que je ne connaissais pas auparavant, pourtant plus rassasiant en comparaison avec ce que j'avais l'habitude de manger.

La quantité : favoriser une faible densité énergétique et la diversité

Si vous avez besoin d'une certaine quantité pour vous sentir « rempli » et pour retrouver cet aspect réconfortant – comme c'est le cas pour moi et pour certaines personnes – n'hésitez pas à privilégier des aliments à faible densité énergétique. Cette densité énergétique est fonction de la teneur en énergie et en eau de l'aliment : un aliment avec une densité énergétique faible (ex : un concombre) aura une valeur nutritionnelle plus intéressante pour une valeur calorifique assez faible, si l'on compare avec un aliment pourvu d'une densité énergétique élevée (ex : un brownie). Les aliments avec une faible densité énergétique sont vos alliés lorsque vous avez envie de manger en quantité tout en faisant attention à votre poids. Attention, cela ne veut pas dire que vous devez éviter à tout prix les aliments à densité énergétique élevée, notamment ceux qui contiennent les bons gras essentiels à votre corps. Cela signifie que lorsque vous ressentez le besoin de manger en grande quantité, de vous sentir « rempli » physiquement ou pour combler un manque (affectif) par exemple, alors privilégiez les aliments à faible densité énergétique. Cela vous évitera de prendre du poids et surtout de culpabiliser après avoir mangé une quantité astronomique de nourriture.

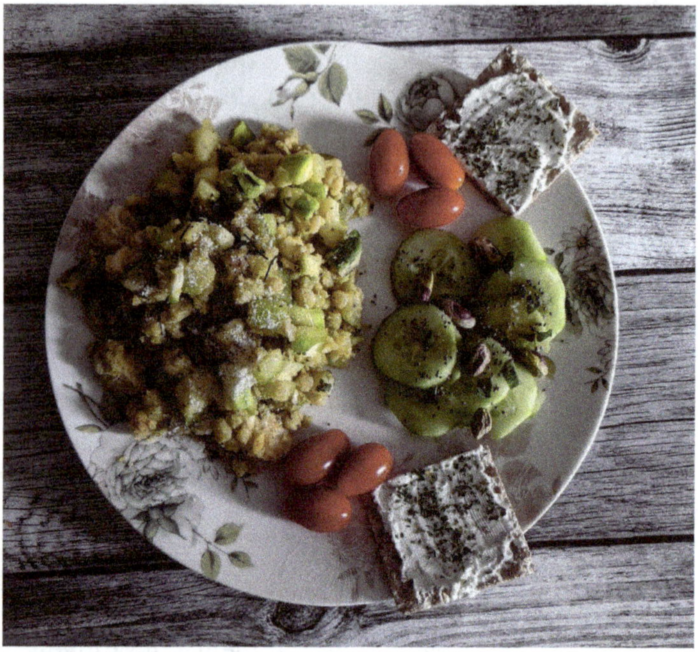

Repas du midi : fraicheur et diversité *:140g de pois cassés cuits, 100g d'escalope de poulet, 100g de courgettes, 2 tartines de seigle, 25g de carré frais, 100g de concombre, 10g de tomates cerises, 10 g de pistaches et 1g de spiruline*

Prôner la diversité des aliments est une autre méthode pour vous faire plaisir sans nécessairement chercher à ingérer des quantités astronomiques. De plus, composer son assiette avec diversité, à savoir avec un nombre assez conséquent d'aliments différents, est une bonne chose. En effet, cela permet de nourrir de la meilleure des façons votre corps qui a besoin d'une diversité de vitamines et de minéraux qu'on ne peut retrouver en totalité dans un seul et même aliment.

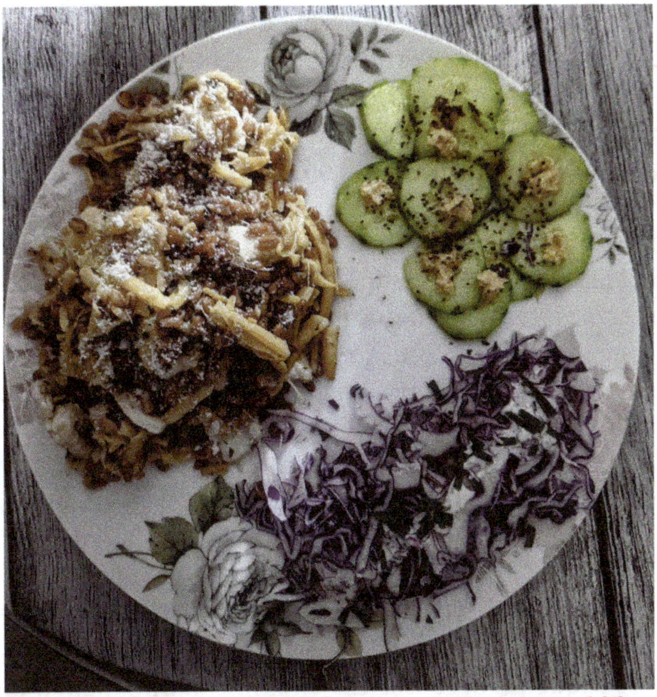

Repas du midi : entre fraîcheur et chaleur *: 100g de concombre, 35g de chou rouge avec 10g de sauce ail et ciboulette, 200g d'haricots blancs, 100g d'escalope de poulet, 20g d'avoine à cuisiner, 40g (cru) de blé complet, 40g (cru) de petit épeautre, un peu de parmesan*

C'est aussi l'occasion de faire découvrir à votre palais de nouveaux mélanges, de nouvelles saveurs. J'aime beaucoup associer un repas chaud avec une assiette composée d'aliments froids. Cela me permet de ressentir une alternance entre une chaleur réconfortante et une fraîcheur exaltante.

Certains aliments sont particulièrement enclins à vous donner une sensation de réconfort grâce à leur texture. Ce sentiment est bien évidemment très subjectif et dépend des goûts et des ressentis de chacun. Pour ma part, j'ai un penchant pour les textures très crémeuses et onctueuses, surtout quand on y ajoute un peu de fromage avec un peu de lait pour favoriser l'onctuosité. L'orge est un très bon exemple que je peux vous conseiller : il s'agit d'une céréale depuis très longtemps utilisée par l'Homme. L'orge mondé possède un indice glycémique faible (IG = 25). Cette céréale, depuis longtemps utilisée par l'Homme, conserve toutes ses vertus grâce à la présence du son et du germe. L'orge mondé pèse plus lourd une fois qu'il est cuit que des pâtes blanches par exemple. Le poids de l'orge cuit est multiplié par 3 voire 4 – contrairement aux pâtes dont le poids cuit est multiplié par 2 voire 2,5 par rapport au poids cru. Cela signifie que pour le même poids de pâtes cuites et d'orge mondé, vous n'aurez pas la même quantité énergétique : 200 g de pâtes cuites = 2,2 * 90 g cru = 325 calories VS 200 g d'orge mondé cuit = 3,5 * 57 g cru = 182 calories. On y revient avec cette histoire de densité énergétique. L'orge est un exemple parmi tant d'autres : beaucoup de céréales ont une densité énergétique assez faible notamment parce qu'elles se blindent en eau lorsqu'elles sont cuites.

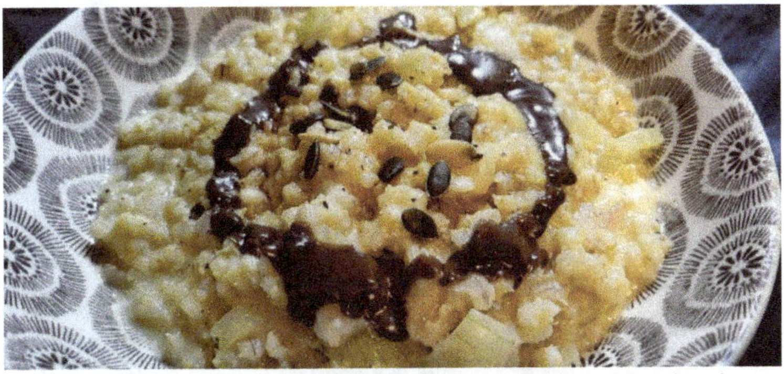

Assiette du soir : onctuosité gourmande *: 90g (cru) d'orge mondé, 70 ml de lait demi-écrémé, 30 g (1 tranche) de raclette, 10g de purée de graines de courge et quelques graines de courge + 2 œufs au plat (absents sur la photo)*

Ces céréales sont intéressantes d'un point de vue nutritionnel parce qu'elles sont plus riches en protéines, par rapport à des pâtes blanches, par exemple. Cela s'explique par le fait que le son et le germe aient été conservés. Certaines céréales ont un aspect onctueux lorsqu'elles sont cuites (ex : orge, millet), ce qui peut, pour certaines personnes, leur apporter un sentiment de réconfort. Ce sont des céréales que l'on retrouve facilement dans les magasins bio, mais qui sont aussi de plus en plus accessibles dans les grandes surfaces. Le quinoa par exemple, s'est pas mal démocratisé au fil des années.

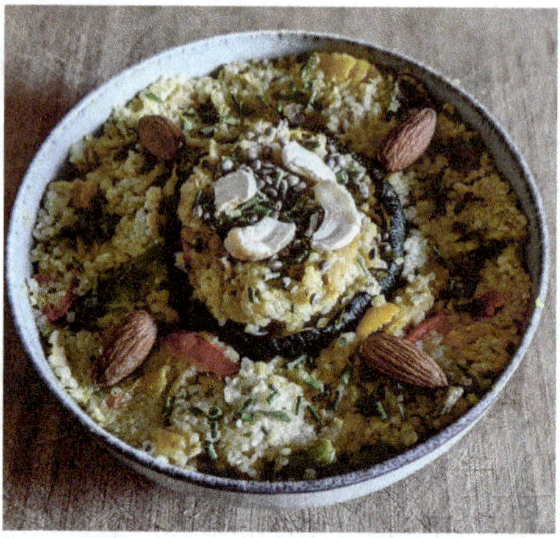

Assiette du midi : onctuosité vitaminée *: 70g (cru) de couscous de chanvre, 120g de courgette, 100g de trio de poivrons, 50g d'aubergine, 75g d'émincé de soja et blé, 10g de fromage de chèvre, 20 ml de lait d'amande, 5g de noix de cajou, 5g de parmesan, 5g d'amandes*

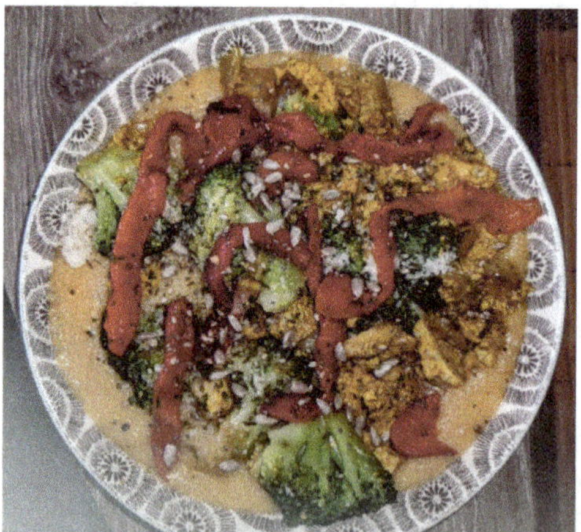

Assiette du midi : onctuosité et croquant : *60 g (cru) de polenta, 120 g de poivrons cuits, 150g de brocolis cuits, 100 g de soja préparé, quelques graines de tournesol et du parmesan*

La polenta – de la semoule de maïs – est aussi une préparation utilisée depuis des siècles. Sa texture permet de retrouver cette onctuosité. Vous avez le choix de la quantité d'eau que vous ajoutez lors de sa préparation, ce qui vous permet de pouvoir avoir une bonne quantité à ingérer si vous le souhaitez sans faire exploser les calories. Par exemple sur la photo, on peut remarquer que l'assiette creusée est pleine, alors qu'il n'y a que 60 g cru de polenta au total. C'est parce que j'ai fait le choix de mettre pas mal d'eau à la cuisson, ce qui me permet de manger en quantité, de me sentir « remplie », sans pour autant dépasser mes besoins en termes de calories.

Les troubles du comportement alimentaire ne sont pas simples à vivre et peuvent même devenir handicapants. Même pour ceux qui ne sont pas concernés, je pense que nous nous prenons beaucoup trop *le chou* avec le sujet. À travers ces propos qui mêlent le partage de mes propres expériences et la vulgarisation de certaines connaissances, j'ai souhaité vous faire comprendre deux choses : l'alimentation est complexe et nous sommes tous dans le même bateau. Il n'a pas été évident de parler de certains épisodes personnels, mais j'ai l'espoir que ce partage vous aura permis au moins de vous sentir moins seul. L'être humain peut avoir tendance à se complexifier la vie. Si vous souhaitez sortir de schémas trop compliqués à vivre, le premier conseil à suivre est de privilégier l'authenticité, et de mettre de côté les contraintes. Soyez bienveillant avec vous-même, avec votre corps et votre esprit, et soyez positifs ! Les choses sont naturellement bien faites et vous n'avez nullement besoin de vous restreindre pour avoir le corps que vous avez envie d'avoir.

BIBLIOGRAPHIE

- Docteur Pierre Nys, 2021. *Le régime fodmaps pour les hypersensibles : angoisse, peurs, déprime, stress, ballonnements, brûlures gastriques...* les aliments qui apaisent, Edition Leduc,
- Di Vetta, V., Clarisse, M., & Giusti, V. (2005). Régimes amaigrissants. *Rev Med Suisse*, *1*, 818-22.
- Léger D (2005). Sommeil et nutrition : approche chronobiologique par les rythmes hormonaux. Cahiers de nutrition et de diététique Vol. 40.
- Juneau, Martin, Vers un consensus sur les effets des gras alimentaires sur la santé, Observation de la prévention, Institut de Cardiologie de Montréal ; 17/12/2018 , [https://observatoireprevention.org/2018/12/17/vers-un-consensus-sur-les-effets-des-gras-alimentaires-sur-la-sante/]
- Marchand, V. Les gras trans : Ce que les médecins devraient savoir. National Library of Medicine, Paediatr Child Health, juillet 2010, 15(6): 376–378, [Les gras trans : Ce que les médecins devraient savoir - PMC (nih.gov)]
- Nijs, Yannick, Les 10 principes de l'alimentation intuitive, Obesity Centre Brussels, https://traitement-obesite.be/alimentation-intuitive/, 17/11/2022 [https://traitement-obesite.be/blog-toujours-faim-7-types-de-faim/]

Structures éditoriales du groupe L'Harmattan

L'Harmattan Italie
Via degli Artisti, 15
10124 Torino
harmattan.italia@gmail.com

L'Harmattan Hongrie
Kossuth l. u. 14-16.
1053 Budapest
harmattan@harmattan.hu

L'Harmattan Sénégal
10 VDN SICAP AMITIE 3
BP 45034 Dakar-Fann
direction@senharmattan.com

L'Harmattan Cameroun
Tsinga/Derrière polyclinique FECAFOOT
BP 11486 Yaoundé
Jacques.koukam@harmattan.fr

L'Harmattan Burkina Faso
Villa 281, secteur 23 623, rue 14.32
Ouagadougou
zagbie@outlook.fr

L'Harmattan Guinée
Almamya, rue KA 028 OKB Agency
BP 3470 Conakry
harmattanguinee@yahoo.fr

L'Harmattan RDC
185, avenue Nyangwe
Commune de Lingwala – Kinshasa
matangilamusadila@yahoo.fr

L'Harmattan Congo
219, avenue Nelson Mandela
BP 2874 Brazzaville
deunovmikhael@gmail.com

L'Harmattan Mali
Immeuble Mgr Jean Marie Cissé
Aci Hamadallaye
BP 145 Bamako
syllaka@yahoo.fr

L'Harmattan Togo
Djidjole – Maison Amela
face EPP BATOME
02 BP 20680 Lomé
didieramela11@gmail.com

L'Harmattan Côte d'Ivoire
Résidence Karl – Cité des Arts
Abidjan-Cocody
03 BP 1588 Abidjan
harmattan.ivoire@gmail.com

L'Harmattan Bénin
Rue 604, (Immeuble à l'entrée
de la rue UCAO- Cite de Saint-Jean)
Cotonou
stepcorpus@gmail.com

Nos librairies en France

Librairie internationale
16, rue des Écoles
75005 Paris
librairie.internationale@harmattan.fr
01 40 46 79 11
www.librairieharmattan.com

Librairie des savoirs
21, rue des Écoles
75005 Paris
librairie.sh@harmattan.fr
01 46 34 13 71
www.librairieharmattansh.com

www.ingramcontent.com/pod-product-compliance
Lightning Source LLC
LaVergne TN
LVHW051630071026
849535LV00009BA/3522